슈퍼 당근 암을 죽였다!

슈퍼 당근 암을 죽였다!

Curing Cancer with Carrots

지은이 앤 카메론

옮긴이 이윤정

LOUHOL BOOKS
WWW.LOUHOL.COM
롱늘 함꼐 읽기

To Geoff, and in Memory of Bill
제프에게, 그리고 빌을 추억하며

＊ 이 책에 나온 저자 자신의 치유 경험 외에도 페이스북 페이지 curing cancer
with carrots 및 아마존 리뷰에서 당근 주스를 마시고 암을 치료한 수많은 사례를
확인하실 수 있습니다.

차례

시작하며

"새롭게 본 당근 하나가
혁명을 일으킬 날이 다가온다."

폴 세잔 (1839~1906)

"The day is coming when a single carrot,
freshly observed, will set off a revolution."

Paul cezanne

저는 여러 어린이 책을 쓴 작가입니다. 모험심 강한 어린 이가 자신의 상상력을 발휘해 인생의 문제를 해결해 나가는 그런 이야기들이지요. 제 책은 대개 웃음이 넘치고 행복한 결말로 끝납니다. 결단코 암에 관한 책을 쓰고자 열망하지는 않았습니다. 암은 전혀 웃기지 않고, 제 친구 중 대다수는 암에 대한 해결책을 찾지 못했습니다. 암은 천천히 또는 빨리 그들을 죽게 했습니다.

그 후 저도 암에 걸렸습니다. 사람들이 당신이 곧 죽을 거라고 단정 지을 때면 늘 그렇듯이, 몇몇 친구들의 말투가 이상하게도 친절하게 바뀌기 시작했습니다. 하지만 그렇다고 암에 걸린 게 어떤 것인지를 완전히 알게 된 것은 아닙니다.

맨 처음 생긴 암을 수술받고 괜찮기를 빌었습니다. 암이 전이됐다는 것을 알게 되었을 때 저는 사형선고를 받았다고까지 생각했습니다. 의사는 2년이나 3년 정도 살 수 있을 거라고 말해 줬습니다. 놀랍게도 전이된 암은 빨리 사라졌습니다. 저는 항암화학요법이나 방사선 치료는 아무것도 받지 않았습니다. 제 인생에 있어 유일한 변화는 매일 신선한 당근 주스를 5잔 마신 것뿐이었습니다.

당근 주스 요법을 시작한 지 7주가 지난 후 CT 검사를 해 보니 암이 성장을 멈췄고, 양쪽 폐 사이에 있던 종양 두 개도 줄어들어 있었습니다. 9주가 더 지난 후 다시 CT를 찍어보니 종양이 말끔히 사라진 상태였습니다. 기분이 좋았습니다. 저를 괴롭히던 관절 및 근육 통증도 사라져서 진짜 기분이 날아갈 것 같았습니다.

저는 당근만으로 암을 치료했습니다. 마치 동화 속에 나오는 이야기처럼 들릴지도 모르겠습니다. 어떻게 그렇게 순한 암 치료가 가능한지 대다수의 사람들은 이해하지 못합니다. 이는 식단에서 수백 가지의 특정 화합물이 어떻게 유전자 발현에 영향을 미쳐 암의 억제나 촉진을 제어할 수 있는지에 대해 연구하는 영양 후성유전학 분야에서 새로 발견된 사실들로 설명됩니다.

이 분야의 풍부한 과학 연구에도 불구하고 우리 대부분이 그렇듯 의사들은 종종 그러한 연구에 대해 잘 알지 못합니다. 이 연구들은 두려움과 고통, 비용을 줄여 주며 분명 암 치료법에 혁명을 가져올 수 있을 것입니다. 잘 배운다면 여러분은 어쩌면 암에서 자신을 구할 수도 있습니다.

수 세기 전 구루병과 괴혈병은 인류에게 불치의 재앙이었습니다. 그 후 우리는 그것들이 영양실조로 인한 병임을 알게 되었습니다. 암 연구자들은 식이요법으로 모든 암의 최대 3분의 2까지를 예방할 수 있다고 믿습니다.[1] 무엇이 최초로 암을 발생시켰든지 간에, 대부분의 경우 영양 결핍으로 암이 맹위를 떨치고 커집니다. 암에 한번 걸리면 80%의 사람들이 병 자체만큼이나 항암화학요법과 방사선 치료로 야기된 영양 결핍으로 고통받습니다.

그리 멀지 않은 과거에도 의사들은 사혈을 위해 환자의 몸에 거머리를 붙이고 수은으로 상처를 소독하고 더러운 손으로 아기를 받았습니다. 방사선 치료와 항암화학요법에 의한 암 치료도 마찬가지로 더는 쓸모없어질 날이 올 거라 믿습니다. 암은 예방될 것이며 대개는 특정한 영양상의 변화만으로도 고통 없이 치료될 것입니다.

미국인 네 명 중 한 명이 암으로 죽습니다. 이 암 환자 중 단지 5~10%만 유전입니다. 10%는 운동 부족, 30%는 흡연, 30~35%는 비만 또는 고기, 지방, 설탕이 너무 많고 과일과 야채가 부족한 식단으로 인해 발병합니다. 이러한 암들은 예방 가능합니다. 우리는 우리의 생활 방식에 책임을 지고 암이 발생하기 전에 멈추게 할 수 있습니다. 만약 암에 걸리더라도 치료할 수 있습니다. 저는 해냈습니다. 여러분과 여러분이 사랑하는 이들 또한 할 수 있습니다.

이 책은 자연 요법으로 암을 치료하는 데 대한 저의 깨달음을 담은 책입니다. 수십 권의 과학 저널에 실린 연구를 바탕으로 하고 있습니다. 당근을 착즙하는 방법을 설명하고 암 치료 효과의 새롭고 흥미로운 증거를 제시합니다. 당근만이 아니더라도 이 책은 암과 싸우고 있는 누구에게나 유용하고 간결한 안내서가 될 것입니다. 암 환자와 가족들이 그들의 상황을 파악하고 종양 전문의의 말을 이해하는 데 도움을 줄 것입니다. 장기간의 입원과 치료로 인한 경제적 파산을 예방할 수 있을 것입니다. 자신의 건강에 책임을 지고 자기 나름대로 조사를 하고 현명한 결정을 내리는 방법을 알려 줄 것입니다. 어쩌면 당신의 목숨을 구해 줄지도 모릅니다.

제1장 녹아 버린 숫자

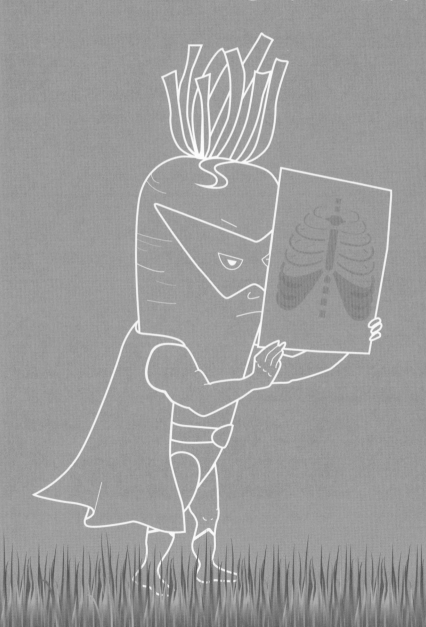

저는 암으로부터 자유로워진 지금에야 암 투병 과정에서 제가 얼마나 무서웠는지 깨닫기 시작했습니다. 의사들과 간호사들은 용기를 가지고 항암화학요법의 고통과 위험 부담을 감수하라고 종용했습니다. 하지만 저는 그렇게 하지 않았지요. 가끔은 두려움이 미덕입니다. 저는 항암의 영향들, 그러니까 이러한 약물들의 의도된 효과보다 때로는 더 강력한 소위 말하는 '부작용'을 염려했습니다. 두려움에 저는 스스로 궁리하고 나름대로 조사를 하게 되었습니다.

저의 암 모험은 별 악의 없이 시작되었습니다.

2011년 8월, 저는 힘이 없었습니다. 사람들이 65세 이상이 되면 그렇듯 그저 자연스러운 노화 현상이라고 생각했습니다. 그럼에도 저는 제가 의료서비스를 받고 있던 작은 포틀랜드 오리건 병원의 임상 간호사에게 저의 무기력증에 대해 말했습니다. 간호사는 피 검사를 지시했습니다. 빈혈로 나오자 간호사는 철분을 처방했습니다. 철분으로도 효과가 없었습니다. 실습 중이던 간호사가 더 많은 철분을 처방했습니다. 노인 빈혈은 대부분이 내출혈의 징후이며, 대장암이 종종 그 원인이라는 것을 두 간호사 중 누구도 제게 말해 주지 않았습니다.

60세 이상의 빈혈 환자에게는 대장내시경을 받게 하는 것이 표준진료지침입니다.[1] 하지만 간호사들은 제게 대장내시경 검사를 지시하지도 않았고 심지어 권고하지도 않았습니다. 단지 저에게 운동을 더 하라고 장려했습니다. 철분제를 계속 복용하니 빈혈 증상은 덜했습니다. 하지만 제가 건강하지 않다는 다른 징후들이 나타났습니다. 2011년 10월에는 호흡기 감염으로 온몸이 흔들릴 정도로 기침이 심해, 참여하고 있던 출판 여행을 취소해야 했습니다. 감염은 한 달 넘게 지속되었습니다. 그전에는 감기로 그렇게 심하게 아파 본 적이 없었습니다. 2011년 12월, 저는 체육관에 갔고 젊은 트레이너는 제게 팔꿈치와 발가락으로 버티는 '플랭크' 동작을 1분 동안 하라고 했습니다. 저는 몇 주 동안 몇 차례 그 동작을 했습니다. 얼마 후 저는 복부에 산발적인 통증을 느꼈습니다. 저는 플랭크를 하는 동안 근육 좌상을 입은 게 틀림없다고 생각했습니다. 친구들은 체력을 과대평가할지도 모르는 젊은 트레이너를 고른 건 좋은 생각이 아니라고 했습니다. 50세 이상의 회원들만 있는 체육관에 가는 게 더 나을 거라고 했습니다. 하지만 제가 사는 곳 근처에는 그런 체육관이 없었습니다. 그냥 체육관에 가는 걸 포기했습니다.

결국 근육 좌상은 더 심해졌습니다. 한 번도 병원에 가서 말한 적은 없었습니다. 빈혈과 복부 통증이 대장암의 전형적인 징후라는 걸 몰랐으니까요.

저는 일 년 중 몇 달은 과테말라에서 삽니다. 2012년 1월, 저는 과테말라로 돌아갔습니다. 2월에는 고지대에 있는 아름다운 아티틀란 호수Lake Atitlan에서 보트 여행을 했습니다. 물결이 높았고 보트가 물결에 부딪혀 위아래로 흔들렸습니다. 저는 복부에 찌르는 듯한 통증을 느꼈습니다. 2012년 2월 말, 저는 과테말라시의 외상 전문의를 찾아갔습니다. 저는 12월에 했던 운동과 이에 더해 혹독했던 보트 여행으로 근육에 문제가 생겨서 복부에 통증이 심하다고 설명했습니다. 외상 전문의는 제게 초음파를 하라고 했습니다. 방사선 전문의는 담석이 많긴 하지만 복부는 정상이라고 보고했습니다. 초음파는 복부에 있는 암을 식별할 수 있을 만큼 선명한 이미지를 제공하지는 않는다고 합니다. CT를 찍어봐야 합니다. 저는 그 사실을 몰랐습니다.

또한 의사에게 뭐가 문제인지 너무 자신 있게 말하는 것도 적절한 진단을 내리는 데 방해가 될 수 있다는 걸 몰랐습니다. 제가 그 외상 전문의를 만나기 얼마 전에 제 친구 또한 과테말라시의 그 동일한 외상 전문의에게 진료를 받았습니다. 친구는 그 외상 전문의에게 복부에 이상한 통증이 있고 원인을 모르겠다고 했습니다. 친구에게는 CT를 찍으라고 했습니다(다행히도 친구는 아무 이상이 없었습니다).

3월에 포틀랜드로 돌아왔을 때, 저는 두 가지 장 감염 질환을 앓고 있었습니다. 포틀랜드의 병원 의사는 검사결과지에서 한 가지를 놓쳤고 그래서 치료를 진행하지 않았습니다(나중에 그녀는 "결과지에 많은 정보가 담겨 있었네요."라고 해명하며 사과했습니다). 저는 결과지를 보지 않았습니다. 이제는 의사에게 진료를 받는 사람은 누구나 검사결과지 사본을 모두 받아 와야 한다고 생각합니다. 그때는 그걸 몰랐습니다.

3월에는 오른쪽 복부가 너무 아파서, 침대에 누울 때 날카로운 통증을 피하려면 매우 조심해야 했습니다. 4월에는 복부 통증이 지속적인 무지근한 통증으로 바뀌었는데 저는 장 감염 탓이라고 생각했습니다. 저는 설사 때문에 아무 데도 갈 수가 없었습니다. 빈혈이 예전보다 더욱 심해졌고 몸이 매우 허약해졌습니다. 저는 날마다 침대에 누워 저를 강타하는 3, 4차례의 강력한 항생제가 장 감염 질환을 정복해 주기를 빌었습니다. 결국 저는 더 나은 의사가 필요함을 깨달았습니다.

저는 포틀랜드의 리거시 굿사마리탄 병원Legacy Good Samaritan Hospital과 연결된 큰 병원에 갔고 그곳에서 1차 진료 의사는 컴퓨터에서 예전 검사 결과를 찾아보고는 두 번째 장 감염 질환에 주목했습니다. 그는 이전의 항생제보다 더 강력하고 지독한 약을 처방했고 2주 만에 감염은 나았습니다.

5월 초였고, 저는 몸이 다시 좋아지기를 기대했습니다. 그러나 좋아지기는커녕 아팠지만 부드러웠던 제 오른쪽 복부가 이제는 완전히 뻣뻣해졌습니다. 일주일 새 뻣뻣한 부위가 두 배로 커진 것 같았습니다. 저는 새 의사를 다시 찾아가 세균 감염을 치료해도 몸이 좋아지지 않았다고 했습니다. 12월에 했던 몇몇 운동 탓이라 여겼던 복부 통증은 여전했고 더 나빠지기만 했습니다. 의사는 CT 촬영을 지시했고, 그 결과 복부에 대장암처럼 보이는 덩어리가 발견되었습니다. 그는 저를 외과 전문의에게 보냈습니다. 외과 전문의는 4일 후인 6월 9일에 저를 수술하기 위해 일정을 조정했습니다. 그는 5시간의 수술을 견딜 수 있도록 수혈을 시켰으며 제 오른쪽 복부의 대장 12인치, 림프절 약간, 손바닥 크기만큼의 근육을 절제했습니다. 그는 수술이 성공하여 의기양양했습니다. 절제된 림프절에서는 암이 발견되지 않았고 깨끗하다고 했습니다. 나중에 말하길 제가 만약 빈혈이 발견된 첫 번째 검사 결과지를 받았던 2011년 8월에 수술했다면 복부 근육은 절제하지 않아도 되었을 거라고 했습니다. 불행하게도 복부 근육은 한 번 제거되면 다시 자라지 않습니다.

수술 후 첫 몇 주간 제게 중요한 건 그가 제 생명을 살렸다는 사실이었습니다. 암이라는 시련이 끝났기를 빌었습니다. 하지만 의사는 저의 경우에는 논란이 있고 필수적이진 않지만 항암을 권한다고 했습니다. 의사의 말로 봐서는 다른 의료기관에서는 항암을 권하지 않는다는 것이 명백했지만 저는 그 이유를 설명해 달라고 하지 않았습니다. 목숨이 위태로울 때는 제안된 치료법에 대한 모든 견해를 들어 볼 가치가 있는데도 저는 그렇게 하지 않았습니다. 저는 그 의사를 전적으로 믿었고 종양 전문의에게로의 진료 의뢰를 수용했습니다.

'종양 전문의'라는 말은 뭔가 저에게는 죽음의 뉘앙스를 풍겼지만 새로 만난 종양 전문의는 명랑하고 말하기 편한 사람이었으며, 또 자신이 하는 일에 전문가였습니다. 그녀는 그런 음침한 직업을 가진 사람처럼 보이지는 않았습니다. 저는 그녀에게 스포츠 의학과 같은 좀 더 즐거운 전공 분야를 선택하지 않은 이유를 물었습니다. 그녀는 자신은 운동을 좋아하지 않으며 종양학이 재미 있다고 단호히 말했습니다. 제 대장암은 2B기였는데, 이유는 알수 없지만 림프선에 암이 번진 3기 환자가 저와 같이 림프절에 암이 없는 2B기 환자보다 생존율이 높다고 했습니다.

그녀는 외과 전문의의 의견을 반복했습니다. 검사상으로 잔류 암이 보이지 않지만 제 몸에 암세포가 있을지도 모르니 항암을 하는 것이 좋다는 것이었지요. 외과 전문의처럼 그녀도 6개월의 보조 항암화학요법검사로는 암을 발견할 수 없어도 암의 재발을 예방하기 위해 시행하는 항암을 받으라고 권고했습니다. 그녀가 제안한 항암제는 류코보린leucovorin, 플루오로우라실fluorouracil과 옥살리플라틴oxaliplatin으로 이 3가지를 조합하여 폴폭스FOLFOX요법으로 불립니다. 항암을 꼭 해야 하는 것은 아니지만, 암 재발을 90% 예방할 수 있으며 항암을 하지 않으면 70%라고 했습니다.

저는 저보다는 제 담당 의사들이 어떤 치료가 제게 제일 좋은지 더 잘 알 거로 생각했습니다. 저는 항암화학요법에 동의했습니다. 7월 중순부터 시작하기로 했습니다. 힘들지도 모르지만 그만한 가치가 있다고 외과 전문의도, 또 종양 전문의도 말했습니다. 저는 제 1차 진료 의사에게도 이 사실을 알렸습니다. 그는 제가 강한 사람이라고 생각한다며 제게는 항암화학요법이 그리 힘들지 않을 거라고 했습니다.

제가 어렸을 때 저희 부모님은 용기를 가지고 도전하며 포기하지 않고 끝까지 해내는 것의 중요성을 강조하셨습니다. 저는 부모님께 인정받기 위해 난관을 만나면 늘 최선을 다했습니다.

우리들 대부분은 그렇게 자랐다고 생각합니다.

자신의 육체에 배신당한 충격에 저 자신은 어느샌가 성인기에서 퇴행이 되어 있었습니다. 아니 어쩌면 제가 스스로 퇴행시켜 버린 건지도 몰랐습니다. 저는 착한 어린이가 되고 싶었습니다. 무의식적으로 저는 제 담당 의사들을 좋은 어른, 또 좋은 부모로 생각했습니다. 그들을 믿어야 했고 그들을 기쁘게 해야 했습니다. 암으로부터 안전하기 위해 항암을 견뎌야 한다고 했을 때 저는 기꺼이 따랐습니다.

수술 후 2주가 되었을 때 깔끔했던 수술 부위의 봉합 자국이 빨갛게 변했습니다. 상처가 감염된 것이었습니다. 수술 후 회복하며 병원에 있던 기간에 감염된 것 같았습니다. 병원은 세균 감염으로 악명 높은 곳입니다. 제 외과 전문의의 동료가 상처를 다시 열어 깨끗이 닦아 주었습니다. 물론 꼭 필요한 치료였지만 너무 아파서 저는 소리를 질렀습니다. 제 복부에는 주먹만 한 구멍이 생겼습니다(그 속을 들여다보는 것은 마치 피가 고인 우물을 내려다보는 것 같아서 정말 강렬한 인상을 남기는 한편 두려움을 불러일으켰습니다).

7월에 항암을 시작할 수 없었습니다. 독성이 강한 항암제가 상처를 채우며 재빨리 분열하는 건강한 세포들을 죽일 게 분명했습니다. 9월까지는 상처가 아물지 않을 테고 항암을 시작하려면 그때까지 기다려야 했습니다. 만약 제 몸에 암세포가 있다면 그렇게 지연된 시간으로 인해 그동안 암세포가 자랄 것이었습니다.

종양 전문의는 항암이 지연되어 저의 대장암 5년 생존율이 90%에서 55%로 줄어들 거라 했습니다.

7월과 8월에 저는 제가 가진 종양과 권장되는 항암화학요법에 대해 조사를 했습니다. 방사선 전문의의 진단서를 읽어 보고 제 경우는 불일치복구결함^{MMRd}이 있는 종양임을 알게 되었습니다.[2] 아니, 종양 전문의가 이미 제게 말했지만 잊고 있었던 사실을 다시 알게 되었습니다. 저는 제 '불일치' 종양에 대해 더 알아보고자 인터넷을 찾아보았습니다. 85%의 대장암에서 면역 체계가 세포의 불일치를 제거하며 동일하게 돌이변이된 세포, 즉 일치하는 세포만을 복제하게 하여 종양을 '고치는' 것으로 밝혀졌습니다. 대상이 되는 모든 세포가 동일하고 똑같이 반응하므로 특정한 항암약으로 공격하기가 더 쉽습니다. 반면, 불일치복구결함이 있는 종양은 다른 종류의 돌연변이 세포들이 많아서 죽이기가 훨씬 힘듭니다. 몇몇 암치료센터에서는 불일치복구결함 종양에는 항암을 권하지 않는다는 글도 있었습니다.

저는 이 글을 제 종양 전문의와 외과 전문의에게 가져갔습니다. 그들은 어떤 암치료센터는 불일치복구결함 대장암 수술 후 항암을 반대한다는 것을 인정했지만 종양 전문의, 외과 전문의, 방사선 전문의 그리고 종양 전문 간호사로 구성된 병원의 종양위원회_{각기 다른 분야의 암 전문가가 모여서 환자의 진단 및 치료에 관하여 토의하는 모임}에서 제 사례를 검토했는데 거기서도 항암을 추천했음을 상기시켰습니다.

한편 제 종양 전문의는 불일치 세포를 고려하면 5년 상대생존율은 지난번 추정했던 55%보다 더 낮다고 했습니다(5년 상대 생존율은 암에 걸리지 않은 사람들의 5년 생존율과 암 환자의 5년 생존 가능성을 비교할 때 쓰는 용어입니다). 종양 전문의는 동일한 종양을 제거하고 2달 늦게 항암을 시작한 환자들의 5년 상대생존율은 90%에서 55%로 감소했으며, 불일치복구결함 종양으로 항암 치료를 지연하면 상대생존율이 45~50%로 떨어진다고 했습니다. 그 말인즉슨, 항암으로 5년간 살아 있을 확률이 암에 걸리지 않은 제 또래의 여성들에 비하여 반 정도 된다는 말이었습니다.

종양 전문의는 폴폭스의 부작용으로 탈모, 메스꺼움, 구토, 빈혈(새로 생긴 적혈구 파괴로 야기됨), 호중성백혈구감소증(항암제가 새로 생긴 백혈구를 파괴함으로 인해 발열이 생김) 그리고 말초신경병증(손발의 감각이 둔해지거나 화끈거림)이 있다고 했습니다. 후에 저와 같이 있었던 친구는 의사가 이 모든 부작용을 언급했다고 했지만 저는 전혀 기억이 나지 않았습니다. 제가 폴폭스로 발생할 수 있는 부작용을 인터넷에서 찾아봤을 때 대부분 완전 처음 듣는 말이었습니다.[3]

폴폭스를 투여한 환자들 가운데 70%는 말초신경병증을 겪습니다. 그 70%의 절반가량은 항암이 끝나고도 수년간 손발 통증에 시달립니다. 저는 이러한 부작용에 관해 1차 진료 의사인 친구에게 문의해 보았습니다. 그의 환자 중 몇몇은 항암 후 신경 장애를 앓고 있었습니다. "그 환자들은 발의 통증이 극심하더군."하고 그가 말했습니다.

제가 생각하기에 발은 정말이지 유용합니다. 걷기에 편리하지요. 손도 생각해 보았습니다. 작가로 활동하며 수년간 제 모든 원고를 타자했으니 제 모든 아이디어는 제 손에 저장되어 손끝에서 쏟아져 나왔다고 할 수 있었습니다. 만약 저도 오심, 빈혈, 구토와 탈모, 백혈구 부족으로 인한 발열과 같은 증상을 겪는다면 다른 방도가 있을지, 또는 일을 할 수 있을지 확신할 수 없었습니다.

반면에 친구가 자신이 알고 있는 예순 살의 치과 의사인 남성에 대해 이야기해 주었는데 그 사람은 폴폭스 요법을 별 어려움 없이 마쳤고 항암 기간 내내 정상적으로 일을 했다고 했습니다. 그는 말초신경병증을 겪지도 않았고 8년 동안 암이 재발하지도 않았습니다. 저도 그 사람처럼 항암을 잘 통과할 수도 있다는 사실을 인정하는 게 공평하겠지만, 그렇지 않을 수도 있었습니다.

저는 병원에서 '너스 네비게이터nurse navigator'를 만났습니다. 너스 네비게이터가 하는 일은 환자들이 병원의 다른 서비스들, 예컨대 요가 교실, 영양사 사무실, 생존자 모임 등을 찾는 데 도움을 주는 것입니다. 하지만 제가 보기에 그녀가 진짜 하는 일은 환자들을 겁주어 항암 치료를 하게 하는 것이었습니다. 그녀는 제게 항암을 하지 않으면 죽게 될 것이라는 암시를 주었습니다. 저는 감정을 주체하지 못하고 병원 복도에서 울었습니다. 그녀는 미소를 지었습니다. 그녀는 자비로운 체하며 제 미래를 좌지우지했습니다. 암으로는 울지 않았지만, 항암 생각에는 눈물이 났습니다. 암 진단과 수술 전 수 개월간 저를 가장 괴롭힌 건 빈혈이었습니다. 침대에 누워 있을 때면 제 인생을 스쳐 지나간 모든 감정의 색조와 색채가 동일한 순간의 무한히 느린 행렬로 바래졌습니다. 항암으로 빈혈을 앓게 될 거라는 생각이 저를 짓눌렀습니다.

저는 의사에게 이메일을 보내 항암화학요법이 면역 기능을 낮추므로 항암으로 암을 치료하는 것은 앞뒤가 맞지 않다고 주장했습니다. 그는 통계에 비춰볼 때 항암이 제 생존 가능성을 향상할 것이라고 답장을 보내왔습니다. 우리는 인터넷으로 상반된 견해를 주고받았습니다. 결국 저는 의사에게 통계가 문제가 아니라고 했습니다. 옳건 그르건, 심하게 앓다가 이제야 겨우 몸이 좋아졌는데 뻔히 알면서도 폴폭스로 또다시 저 자신을 아프게 하는 건 견딜 수 없었습니다. 그는 매우 안타깝게 여기며 더는 제게 항암을 강권하지 않았습니다.

저는 여전히 허약했습니다. 저는 점점 더 오래 걸으며 체력을 키우는 데 집중했습니다. 너무 많이 걸을 때면 심한 경련이 일어나서 넘어질까 두려웠습니다. 저는 몇 달간 일주일에 세 번씩 병원에서 상처를 소독하고 점검받아야 했습니다. 백Vac이라고 불리는 작지만 매우 비싼 펌프가 24시간 내내 상처에서 체액을 빨아들였습니다. 그런 날이면 저는 거리의 멀쩡한 사람들이 제가 튜브를 꽂고 있는 것을 알아차리지 못하도록 펌프를 숄더백처럼 메고 다녔습니다. 제게 무슨 문제가 있고, 그들과 다르다고 느끼지 않기를 바라면서요. 밤이면 저는 침대 머리맡 탁자 옆의 바닥에 벡을 두고 사용했습니다. 벡은 배터리가 닳으면 콘센트에 꽂아야 하는데 그럴 때면 삐 소리가 났습니다. 그 이틀마다 엄청난 사기꾼들인 상처 관리 간호사들은 회복 속도에 혀를 내둘렀습니다. 그들은 항암을 하도록 격려하고 있었습니다. 그들은 모두 제가 잘 해낼 거로 생각했습니다. "항암화학요법요? 당신도 좋아할 거고. 그거 아주 좋죠. 그렇겠죠……? 더는 말하지 않을게요. 벽에도 귀가 있다잖아요."라고 말한 반역자 한 명만 빼고요.

저는 점점 강해졌습니다. 나으면서 느낀 고통은 이상하게도 암으로 인한 고통과는 달랐습니다. 암이 있을 때는 숨 쉴 때마다 인생에 대한 암울, 역겨움, 혐오가 천천히 자라나 저를 완전히 감싸는 것 같아 은근히 불쾌한 허무함을 느꼈습니다. 나으면서 역시 고통이 있었지만, 찌릿한 모든 통증으로 인해 저 자신이 더 깨끗해지고 희망에 차는 느낌이었습니다.

저는 인터넷에서 1950년대에 하루 5파운드의 비트를 포함한 식단으로 암 환자를 치료했다는 헝가리 의사에 대한 글을 읽었습니다. 암이 재발하는 것을 예방하기 위해 저는 매일 아침 비트 주스 농축 분말 한 스푼을 요구르트에 타 먹었습니다. 업체에서 주장하기를 매일 한 스푼은 5파운드의 신선한 비트를 먹는 것과 영양 면에서 동등하다고 했습니다.

2012년 9월 제 상처가 완전히 나아 기분이 좋았고 비트의 힘을 믿고 첫 6개월 추적 검사를 받았습니다. 그런데 청천벽력 같은 소식을 들었습니다. CT 검사 결과 종양 두 개가, 직경 0.25인치에 길이 1.5인치의 새로운 림프절들이 제 폐 사이에 형성되어 있었습니다. 종양 전문의가 말하길 방사선 치료도 소용없고 항암화학요법도 그것들을 치료할 수 없다고 했습니다. 어쨌든 그녀는 6개월의 항암을 권유했는데, 종양 전문의들이 암을 치료하지 못하는 항암화학요법을 이름한 고식적 항암화학요법이었습니다. 그녀는 이 항암화학요법이 수명을 20개월 연장해 줄 거라고 했습니다. 항암제 조합은 제가 7월에 거부했던 항암과 똑같은 폴폭스일 것이었습니다.

종양 전문의는 확실한 진단을 위해 생체조직검사를 할 수도 있는데 그건 아플 거라고 했습니다. 저는 생검으로 인해 종양이 퍼질 수도 있다는 것을 읽어서 생검을 거절했습니다. 그녀는 11월 27일에 PET 검사와 추적 진료 예약을 잡아 주었습니다.

처음에는 5년 생존 가능성 90%, 그다음에는 55%, 또 그다음에는 45~50%……. 암 여행에서 제가 매달려 있었던 숫자들의 냉엄하고 명백한 확실성이 제 손안에서 각얼음처럼 녹아 버렸습니다. 0으로 까지요.

제2장 한 통의 편지와 전화

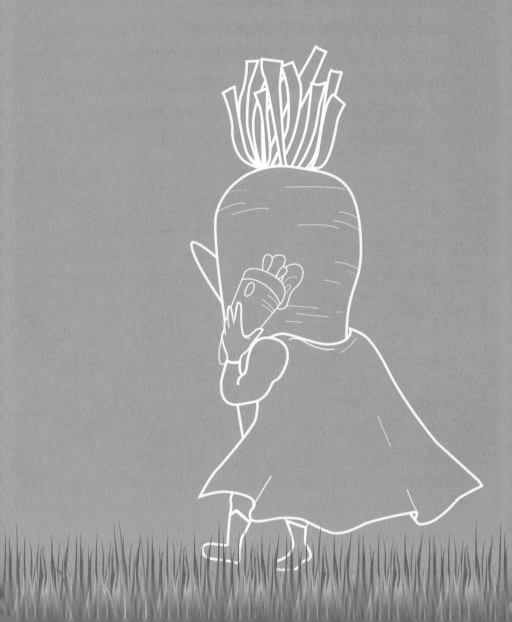

4년 전, 14살부터 60살까지 줄담배를 피워왔던 제 남편은 한쪽 폐에 수술 불가능한 암과 다른 한쪽에는 흡연으로 인한 폐 손상을 진단받았습니다. 남편은 더는 담배를 피지 않았습니다. 남편은 여든 살이었지만 건강하고 활동적이었지요. 사람들은 대개 제 남편이 60대 후반쯤 되었다고 생각했습니다. 제 남편의 의사들은 항암화학요법과 방사선 치료를 권했는데 한 의사는 암을 물리칠 확률을 30%로 봤습니다. 하지만 남편은 신장이 손상되어 있었고 항암으로 인해 더 나빠질 가능성이 있었습니다. 암에서 살아남더라도 신장이 망가져 투석하게 될 위험이 있다는 것을 남편은 잘 알고 있었습니다. 그는 담당 의사에게 자신이 암에 걸렸다는 것을 알리고 항암을 한 환자들은 어땠는지 문의하는 메모를 남겼습니다. 일주일도 더 지나고 몇 차례 답변을 더 요청한 후 의사가 전화를 걸어 와서는 일반화할 수도 없고 따로 해 줄 조언도 없다고 했습니다. 제 남편 빌은 신장이 안 좋은 친구 두 명을 알고 있었는데 그들이 말하길 일주일에 사흘은 투석을 받고 나흘은 회복하느라 인생을 살맛이 안 난다고 했습니다.

빌은 누구에게도 짐이 되고 싶지 않다고 했습니다. 저는 남편에게 한 번도 당신이 짐이었던 적은 없었다 했지요. 남편은 "나는 휠체어에 산소통을 달고 투석 받으러 실려 가는 삶은 원하지 않아."라고 했습니다. 그는 항암과 방사선을 거부했습니다. 저는 인터넷에서 찾아낸 20여 가지의 자연 치료제를 사서 남편에게 복용을 권했습니다. 그는 접시 옆의 약 캡슐 더미를 보고는 "뱃속에 뭘 먹을 자리나 있겠어?"라며 항의했습니다. 만약 그때 제가 약이 아닌 남편의 식단에 집중했다면 남편이 훨씬 건강해졌을 거로 생각합니다.

그 비싼 약들 전부가 빌에게는 도움이 안 되었습니다. 이번에는 제가 암에 걸렸고, 약에 시간을 낭비하지 말아야 한다는 것 정도는 알고 있었습니다. 하지만 제가 새로운 치유법에 대해 읽어보니 대부분 미심쩍거나 또는 너무 복잡하고 부담스러워 보였습니다. 또한 입증도 안 된 것들이어서 그것들 또한 선뜻 시도하고 싶지 않았습니다.

왜 그랬는지 기억나지 않지만, 며칠간 자료를 찾아본 후, 저는 구글로 '암'과 '당근 5파운드'를 검색했습니다. 어느 가족의 웹사이트가 검색되었습니다. 내용인즉슨 랠프 콜^{Ralph Cole}이라는 남자가 8주 만에 자신의 가슴에 있던 10개의 작은 편평상피세포 종양을 치료했다고 했습니다. 그는 지난 2006년에 매일 5파운드^{2.26kg}의 당근을 착즙해서 나온 5컵의 당근 주스를 마시고 암을 치료했습니다(1파운드=0.45kg, 미국에서 한 컵은 0.24 l 에 해당합니다).

수개월 전으로 거슬러 올라가 2005년에 랠프 콜의 목에 커다란 종양 두 개가 불룩 튀어나왔습니다. 모양이며 단단한 정도가 삶은 달걀 같았습니다. 병원에서 생검을 한 결과 둘 다 암으로 판명되었습니다. 랠프 콜은 의사에게 수술 날짜를 잡도록 했는데 4

개월 후였습니다. 그와 동시에 그는 지인의 조언에 따라 당근을 착즙하기 시작했습니다. 그는 매일 3파운드의 당근을 착즙했습니다. 종양이 더 커지지는 않았지만 없어지진 않았습니다. 종양이 커지지는 않았기 때문에 그는 수술을 건너뛰도록 의료진을 설득할 수 있었습니다. 하지만 종양이 완전히 사라진 것이 아니었고 또 어린 자식들을 둔 아버지로서 자녀들 곁에 남고 싶어, 그는 방사선 치료와 항암화학요법에 동의했습니다.

6주간의 전통적인 치료 중에도 또 그 후에도 그는 계속 당근을 착즙했습니다. 방사선 치료와 항암화학요법이 끝나고 몇 달후 마침내 커다란 종양 두 개가 사라졌습니다. 방사선, 항암, 그리고 매일 3컵의 당근 주스의 결합으로 인한 무엇인가가 종양을 일시적으로 제거했습니다. 하지만 방사선 치료로 인해 이가 빠지는 것은 물론 타액을 분비하고 음식을 삼키는 능력에 영구적인 손상을 입었습니다. 음식을 삼키는 능력을 상실하자 그는 방사선 치료를 중단하고 싶었습니다. 하지만 의사들은 치료를 멈추면 회복을 위태롭게 하고 그에게 실시하고 있는 임상 연구도 무효로 만든다고 주장했습니다. 그들은 또한 방사선 치료가 끝나고 약 일주일 안으로 삼킴 능력이 완전히 돌아올 거라고 잘못된 주장을 했습니다. 그는 코에서 뱃속까지 연결된 튜브 없이는 먹지도 마시지도 못하는 채로 한동안 병원에 입원해 있었습니다. 그리고 종양이 치유된 것도 오래가지 못했습니다. 목에 종양 두 개가 사라지고 4개월 뒤 가슴에 10개의 새로운 종양이 생겨났습니다.

피부 아래로 종양들이 느껴지고 또 보였습니다. 종양들은 각각 쌀 한 톨 크기 정도로 작았습니다. 그는 다시 3파운드의 당근을 착즙해 매일 8온스 컵으로 세 컵 되는 양의 신선한 당근 주스를 마시기 시작했습니다. 다시 한번 종양들은 자라기를 멈추었습니다. 하지만 줄어들지는 않았습니다. 그는 자신이 알고 지내던 간호사에게 보여주며 어떻게 해야 할지 물어봤습니다. 간호사는 병원에 돌아가서 치료를 더 받아야 한다고 했습니다. 그가 겪은 고생을 고려할 때 이 말은 탐탁지 않게 들렸습니다.

그는 그렇게 하는 대신 당근 착즙량을 3컵의 당근 주스를 만드는 양인 하루 3파운드에서 5컵의 당근 주스가 나오는 5파운드로 늘렸습니다. 종양은 첫날부터 줄어드는 것 같이 보였고 둘째 날이 되자 더욱 줄어드는 것처럼 보였습니다. 그리고 실제로도 줄어들었습니다. 6주도 채 안 되어 하나를 제외하고 전부 사라졌습니다. 가장 큰 그 종양은 8주가 지나기 전에 사라졌습니다. 암세포를 확실히 없애기 위해 그는 한 달 더 매일 5파운드의 당근을 착즙해서 마셨습니다. 그러고는 당근 주스 마시는 것을 중단했는데 이번에는 새로운 종양들이 나타나지 않았습니다.

물론 단 한 사람의 경험으로 성공을 보장하지는 못하지만, 그의 사례에 비추어 볼 때 다른 암 환자들도 당근을 시도해 볼 만한 가치가 충분했습니다.

저는 그의 객관적인 어조가 인상 깊었습니다. 그는 당근이 모든 암을 치료할 거라고 장담하지는 않았습니다. 그는 당근도,

착즙기도, 진공 밀폐 용기도, 기적의 당근 씨앗도 팔지 않았습니다. 그는 아무것도 팔지 않았습니다.

웹사이트에는 그의 전화번호도 있어서 저는 그에게 전화를 걸었습니다. 그는 주스를 만들 때 슈퍼마켓에 파는 그저 평범한 당근을 사용했다고 했습니다. 당근으로 암을 치료한 이후로 7년 간 재발이 없었습니다. 다시 당근 주스를 착즙하지도 않았습니다. 그는 매일 5파운드의 당근이 암을 제거하는 임계 값이라고 믿었습니다. 더 많으면 좋지만, 확실한 건 더 적으면 보통 체격과 몸무게의 성인에게는 아무 효력이 없을 거라는 것이었습니다. 그는 다양한 암을 가진 같은 교회 교인 몇 명에게 당근 주스를 시도해 보라고 조언했으며, 일부는 증상이 호전되었다고 했습니다. 솔직한 말처럼 들렸습니다.

다음날인 2012년 11월 16일, 저는 착즙기를 사서 매일 5컵의 당근 주스를 마시기 시작했습니다.

제3장 빗나간 총알

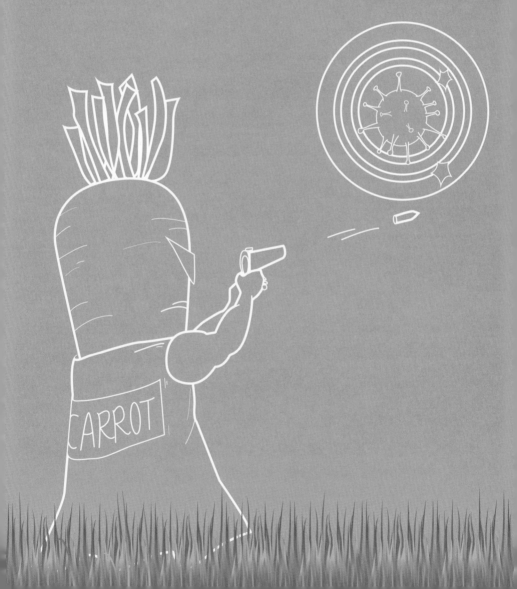

종양 두 개는 폐 안쪽이 아니라 양쪽 폐 사이에 있었습니다. 그때까지는 숨 쉬는 데 방해가 되지 않았습니다. 잠깐씩 찾아오는 비수같이 찌르는 슬픔을 제외하고는 기분이 좋았습니다. 걸을 때 힘이 빠지지도 않았고 복부에서 시작되는 경련도 없었습니다. 다시 8마일$^{12.87km}$이나 자전거를 탈 수 있게 되었습니다. 치료 없이도 앞으로 몇 달간도 계속 건강이 좋을지도 몰랐습니다. 이렇게나 좋은 시기를 확실하지도 않은 생명 연장을 위해 희생해야 했을까요?

저는 여전히 자신을 건강하게 만들기 위해 자신을 아프게 한다는 사실을 믿을 수가 없었습니다. 암을 물리치기 위해 면역 체계를 파괴한다는 것도 믿을 수가 없었습니다. 때때로 저는 항암 화학요법의 길을 걷기 시작하면 저는 끝이라고 제 내면의 목소리가 경고하는 것을 느꼈습니다. 감정 없는 목소리였지만 매우 설득력이 있었습니다. 저는 그 목소리를 따랐습니다.

제 가족들과 친구들은 항암을 반대하는 제 결정을 받아들이긴 했지만 대부분 경악했습니다. 그들은 전통적인 치료가 유익이 없다는 것을 믿지 못했습니다. 아무튼, 정말로 유익이 없다면 왜 항암이란 게 존재하고 왜 종양 전문의들은 항암을 처방할까요?

11월 27일 진료에 저와 동행하기 위해 제 언니는 코네티컷에서 비행기를 타고 대륙을 횡단해 왔습니다. 저는 분명 안 좋은 소식이 기다리고 있을 거라 확신했습니다. 우리가 병원에 갔을 때 종양 전문의의 진료는 2시간이나 지연되고 있었습니다. 접수 담당자는 그 사실을 알고 있었음에도 저희에게 얘기해 주지 않았습니다(그 담당자가 나쁜 사람이어서가 아니라 병원의 절차란 게 환자들의 감정은 전혀 고려하지 않고 만들어지기 때문이지요). 시간은 참 더디게 흘러가고 저의 기분은 우려에서 불안으로, 또 분노로 바뀌어 갔습니다. 병원에 도착했을 때 종양 전문의를 제시간에 만날 수 있는지 물어볼 수도 있었겠지요. 만약 이렇게나 많이 지연되는 것을 진작 알려 줬더라면 접수 담당자에게 휴대폰 번호를 남기고 긴장을 풀러 산책이나 커피를 마시러 나갔을 수도 있었을 것이었습니다(저희는 한 시간 반이나 기다린 후에야 그렇게 했습니다).

마침내 종양 전문의를 만났고 그녀는 진료가 지연된 것에 대해 사과했습니다. 저는 진료 지연이 인지되면 환자에게 알려주는 것이 병원의 방침이 되어야 한다고 제안했습니다. 그녀는 동의하며 병원 매니저를 연결해 줬고 병원 매니저는 개선을 약속했습니다. 그리고 나서 우리는 그날의 암담한 용무로 넘어갔습니다. PET 스캔은 이전의 CT 결과를 확인시켜 주었습니다. CT에서와 같은 크기인 종양 두 개와 몇몇 점들을요. 그리고 그 점들과 종양이 재빨리 방사성 당분_{방사성 의약품}을 흡수하며 급속히 자라고 있는 것을 보여주었습니다. 대장암은 대개 천천히 자랍니다. 종양 전문의는 폐 전이가 수술 전에 발생했다고 봤지만, 그때는 감지할 수 없었습니다. 그녀는 당초 설정했던 대장 종양의 병기를 소급 수정했습니다. 아마도 저는 6월에 2B기의 대장암이 아니라 이미 4

기의 대장암을 갖고 있었는지도 모릅니다.

　그녀가 권고했던 고식적 항암은 제 목숨을 20개월 연장해 줄 수 있었습니다. 만약 제가 폴폭스를 수락하지 않으면 7개월에서 1년 사이에 첫 증상(피로, 숨가쁨, 기침)들이 나타나기 시작할 것이었습니다. 저는 여전히 항암을 원하지 않는다고 했습니다. 언니는 제가 돌아갈 다리를 불 질러 버리는 것을 보고는 놀라, 종양 전문의에게 만약 항암을 다음 CT 검사 후로 6주를 연기하면 항암의 효과가 얼마나 감소하는지 물었습니다. 종양 전문의는 연기해도 별 차이가 없다고 했습니다. 저는 종양 전문의가 그렇게 있는 그대로 얘기해 주고, 또 항암이 제 암을 치료해 주지 못한다고 서슴없이 말해 주는 점이 마음에 들었습니다. 제 언니가 했던 질문, 그러니까 전통적인 치료를 연기하는 것이 치료 효과를 얼마나 감소시키는지에 대한 질문은 자연 치료를 시도하려고 하거나 제안된 치료법에 동의하기 전에 심사숙고하는 사람이라면 누구에게나 값진 질문입니다.

　당근이 효력을 발휘하고 있진 않았지만, 저는 매일 계속해서 당근을 착즙했습니다. 다른 치료 방법을 찾아보지 않았습니다. 제 생각에 어쩌면 우리는 '비상 두뇌^{backup brain}'를 가졌는지도 모릅니다. 민첩하고 계산적이며 의심이 많고 불만에 찬 이성적인 두뇌가 해결책을 찾지 못하는 비상시에 우리가 사용하는 뇌 말입니다. 제 비상 두뇌는 저에게 당근을 착즙하라고 했고 그래서 저는 큰 희망도 없이, 또 의심 없이 당근 주스를 계속 마셨습니다.

그리고 12월에 저는 외과 전문의와 상담을 했습니다. 그는 항암을 권했습니다. 저는 제가 얼마나 살 거로 생각하는지 물어보았습니다. 2, 3년이라고 그는 대답했습니다.

제가 어떻게 하고 있는지 랠프 콜에게서 전화가 왔습니다. 생판 남인 저에게 대한 그의 친절에 저는 매우 감동했습니다. 저는 종양이 급속하게 자랐고 보아하니 당근 주스가 효과가 없는 것 같다고 그에게 얘기했습니다. "종양 전문의가 PET 결과에서 종양들이 급속히 자라고 있는 것이 보인다고 했군요." 그가 지적했습니다. "그런데도 3주 전보다는 더 커지지 않았다고 했고요. 아마도 당신이 당근 주스를 시작하기 전주에 커졌고 그 이후로 줄어들고 있는 건지도 몰라요." 종양들이 급속히 자라고 있는데도 3주 전보다 커지지 않았다는 것은 정말 모순된 것 같았습니다. 또 다른 인생의 미스터리였습니다.

저는 제 병, 그러니까 크리스마스트리 위로 우뚝 솟아있는 방안의 투명 코끼리는 일절 언급하지 않고 친구들과 어울리며 성탄절과 새해를 고상하게 잘 통과했습니다. 그 코끼리는 저 말고는 아무도 보지 못했기 때문에 없는 척 할 수 있었습니다.

1월 9일, 종양 전문의는 다음 CT 결과를 저에게 알려 주었습니다. 깜짝 놀라 조심스럽게 기뻐하며 저에게 좋은 소식을 전해 주었습니다. 종양 두 개가 더 자라지 않았고 사실, 오히려 약간 줄어들어 있었습니다. 그녀는 항암을 권하지 않았습니다. 저는 포틀랜드에 머물 필요가 없었습니다. 제가 원하는 것(겨울에 과테말라에 가는 것)을 할 수 있었습니다. 저는 크고 달콤한 당근이 나는 과테말라로 갔습니다. 계속 당근을 착즙했습니다. 어쩌면 저를 치료하고 있는지도 모른다는 생각이 들었습니다.

2013년 3월, 과테말라시에서 저는 다시 CT를 찍었습니다. 저는 커다란 하얀 봉투에 엑스레이 필름과 검사결과지를 담아 과테말라인 종양 전문의에게로 가져갔습니다. 너무 열어 보고 싶었습니다. 돈도 제가 냈고 제 검사 결과였으니까요. 하지만 그러지 않았습니다. 평생 의사 선생님을 존경하도록 길들여 온 저였기에 결과지는 저를 위한 것이 아니라 의사 선생님의 전유물로 여겨졌습니다. 제가 아직 열지 않은 봉투에 시선을 고정한 채 종양 전문의를 마주하고 진료실에 앉아 있던 그 순간은 영겁의 시간처럼 느껴졌습니다. 그러는 사이 그는 첫 진료 때처럼 만에 하나라도 항암화학요법에 동의할 만한 경우가 있을지 다시 한번 물었습니다. 저는 그럴 일은 없을 거라고 했습니다.

"제 마음 깊은 곳에서는," 그가 말했습니다. "만약 제가 암에 걸린다면 항암화학요법을 거부할 거라는 걸 잘 알고 있지요. 저는 항암으로 인한 끔찍한 영향들을 많이 보아 왔습니다."

마침내 그가 봉투를 열었습니다. 새로운 CT에서는 부은 림프절이 안 보였고, 일전에 커졌던 악성 종양들도 더 줄어들어 있었습니다. 이제는 정상이었습니다. 이제 더는 암이 없다는 것을 의미한다고 생각했지만, 종양 전문의가 그런 말을 하지는 않아서 저는 날마다 계속 당근을 착즙했습니다.

2013년 7월 중순에 저는 포틀랜드로 돌아왔고 7월 30일에 CT를 찍었습니다. 8월 1일에 기존의 종양 전문의에게 결과를 들었습니다. "1월과 비교하면 약간의 변화" 그리고 "암 징후 없음."

진단을 받고 6주 후, 아주 공격적이었던 폐 사이의 종양 두 개는 성장을 멈추었습니다. 3개월이 더 지난 후 폐 림프절은 모두 정상이었습니다. 또다시 3개월하고도 보름이 지난 후 같은 결과가 다른 말로 적혀 있었습니다. "암 징후 없음."

암으로 죽을 것이라고 진단받았다가 거기서 완전히 해방되는 것은 정말 놀라운 경험이었습니다. 정말이지 너무 기뻤습니다. "인생에 있어 내게 쏜 총알이 빗나간 것만큼 호쾌한 일은 없다There is nothing more exhilarating than to be shot at with no result."고 윈스턴 처칠Winston Churchill이 말하지 않았습니까!

저는 암에 대항하는 무기로 당근을 사용한다는 것을 종양 전문의에게 처음으로 말해 주었습니다. 아무래도 회의적인 반응을 보일 것 같아 좀 더 일찍 얘기하지 못했다고 설명했습니다.

그녀는 미소를 지으며 제가 암 자연 치료를 시도할 그런 종류의 사람이라고 늘 생각해 왔다고 했습니다. "저는 회의적이지 않아요. 암을 공격할 수 있는 천연 물질은 많다고 생각해요. 하지만 성공 통계치가 없어서 어떤 것도 특별히 추천하지는 않아요."

저는 그날 기분이 너무 좋아서 항암과 방사선 치료 없이 스스로 암을 치료한 사람들에 대한 통계는 왜 없는지 그런 물어보나

마나 한 질문도 할 겨를이 없었습니다.

매년 대규모 제약회사에서는 미국 내 의사 일 인당 61,000달러 이상 지출하는 것을 포함하여 연구 비용의 2배 가까이나 더 많은 비용을 광고에 지출합니다.[1] 그뿐만 아니라 대부분의 암 연구가 항암과 방사선이 야기한 문제들, 또는 이미 상용 중인 약품 간의 미미한 차이에 중점을 둡니다.

이러한 연구 개발 및 마케팅 비용 수십억과 비교해, 모든 환자를 추적하고 결과가 어떤지 알아보는 데는 비용이 얼마나 들까요? 항암화학요법과 방사선을 거부한 상당수의 사람이 대안 요법을 시도하다 암으로 죽었을지도 모릅니다. 한편으로 또 다른 사람들은 제가 그랬던 것처럼 효과가 있는 것을 시도했을 수도 있습니다. 이 두 그룹의 사람들이 어떤 것을 시도했는지 알아보고 이 정보를 자연 요법에 대한 조사의 길잡이로 활용하는 것이 가치 있지 않나요? 왜 이런 연구는 행해지지 않을까요?

저는 의료 기기 발명가인 오랜 친구에게 한번 물어보았습니다. "그럼 비용은 누가 지불하는데? 제약회사는 당근을 팔아서 돈을 버는 게 아니라고." 친구가 그렇게 대답하더군요.

제4장 팰캐리놀과 루테올린

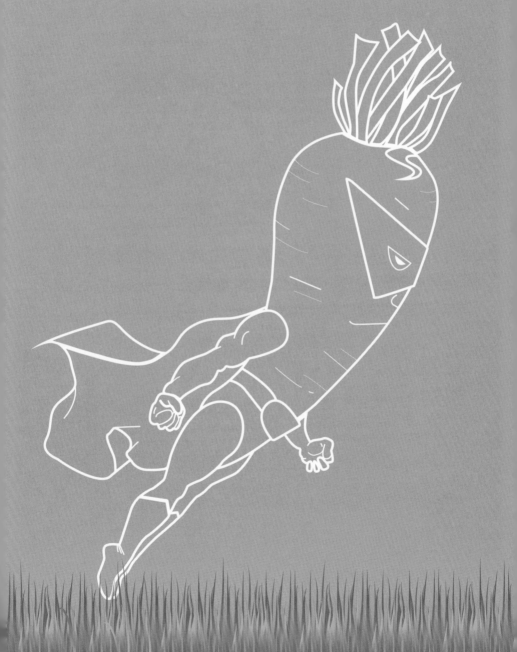

당근의 항암 치료 효과는 확실한 과학적 근거가 있는 것으로 밝혀졌습니다. 당근은 놀랍도록 많은 성분을 함유하고 있는데 그 효과와 상호작용이 모두 알려져 있지는 않습니다.[1] 이 중 두 가지, 팰캐리놀falcarinol과 루테올린luteolin에 대해서는 10년 이상 연구가 진행되어 오고 있습니다. 둘 다 강력한 항암 효과가 있습니다.

팰캐리놀은 곰팡이가 뿌리를 공격 못 하도록 방지하는 성분으로 모든 당근이 가지고 있습니다. 셀러리, 파스닙, 파슬리 및 인삼에도 들어 있습니다.

영국 뉴캐슬대학교University of Newcastle-on-Tyne의 커스틴 브란트 박사Dr. Kirsten Brandt는 수년간 당근과 팰캐리놀에 대해 조사했습니다. 여러 가지 실험을 하며 실험용 쥐 및 생쥐에게 발암 물질을 주입했습니다. 브란트 박사는 정상적인 음식을 먹은 쥐와 비교할 때 당근이나 팰캐리놀을 보충한 쥐는 큰 종양이 3배 정도 더 적게 생성되었다는 것을 발견했습니다[2](이 사실은 중요합니다. 작은 종양으로 죽음에 이르지는 않습니다. 죽음을 야기하는 것은 크게 자라는 종양입니다).

브란트 박사의 실험실에서 실험동물들은 데쳐서 얇게 썰어 동결 건조한 당근을 식단 칼로리의 20%만큼 섭취했습니다.

그 실험용 쥐들의 섭취량은 인간으로 따지자면 매일 1.5파운드를 약간 넘습니다. 랠프 콜과 제가 사용한 5파운드의 당근은 그

것의 세 배입니다. 브란트 박사는 사람을 상대로는 아무 실험도 하지 않았으며 인간과 쥐가 생물학적으로 꼭 같은 것도 아닌 것은 물론입니다. 쥐에게 효과가 있듯이 만일 사람에게도 효과가 있다면 매일 1.5파운드의 당근을 섭취한 사람은 큰 종양 생성을 ⅓로 줄일 수 있을 것입니다. 그리고 3배 되는 양이면 종양을 완전히 제거할 수도 있다고 가정하는 것이 타당할 것입니다.

팰캐리놀은 당근에 소량으로 존재합니다. 주황색 당근 주스 1ℓ에는 13㎎만 포함되어 있습니다[3](이 양이 얼마나 작은지 감을 잡으려면 티스푼의 ¼밖에 안되는 1g을 떠올려 보세요. 1㎎은 그 1g의 천분의 일에 불과합니다!). 5잔의 당근 주스에는 약 17㎎의 팰캐리놀이 들어 있습니다.

당근에 있는 또 다른 항암 성분은 루테올린인데 팰캐리놀보다는 더 많이 연구되었습니다. 루테올린이 건강에 미치는 이점은 어마어마합니다.[4] 2008년 과학 저널 《분자^{Molecules}》에서는 루테올린의 항암 효과에 대해 이렇게 요약했습니다.

> 루테올린은 확실한 항염 및 항암 효과를 보이는데 이는 항산화 및 활성 산소 제거 능력으로 일부는 설명될 수 있다. 인 비트로^{시험관} 및 인 비보^{동물 대상} 실험 결과 루테올린은 발암성 자극으로부터 보호, 종양 세포의 확산 억제, 세포 주기 차단 유도, 내부 경로 및 외부 경로를 통한 세포 자멸 유도 등의 작용을 하여 암세포의 성장을 차단하거나 지연시킬 수 있다. 다른 플라보노이드와 비교했을 때 루테올린은 일반적으로 가장 효과적이었다…….

루테올린은 당근에 존재할 뿐만 아니라 파슬리, 밀 싹, 레몬

그라스, 청고추, 셀러리, 카모마일, 야로우(서양톱풀), 루이보스차, 타임, 페퍼민트, 바질, 아티초크, 감귤류, 그리고 파 등에서도 발견됩니다.[5] 미국인들은 평소 식단에서 매일 1mg, 그러니까 아주 소량의 루테올린을 섭취합니다. 5파운드의 당근에는 미국인의 평소 섭취량의 75배나 되는 75mg의 루테올린이 들어 있습니다. 100mg의 정제 루테올린 캡슐을 살 수도 있겠지만, 한 식품 전체의 다른 동반 영양소들과 함께 섭취할 때 더 잘 흡수됩니다. 《영양학술지 Journal of Nutrition》에서는 "건강상의 유익을 얻는 데 있어 어떤 항산화제도 과일과 채소에 들어 있는 천연 파이토케미컬 화합물을 대체할 수 없다. 항산화 물질 또는 생물활성 화합물은 값비싼 건강보조식품이 아니라 자연식품 섭취로 가장 잘 얻을 수 있음이 입증되었다."고 했습니다.[6]

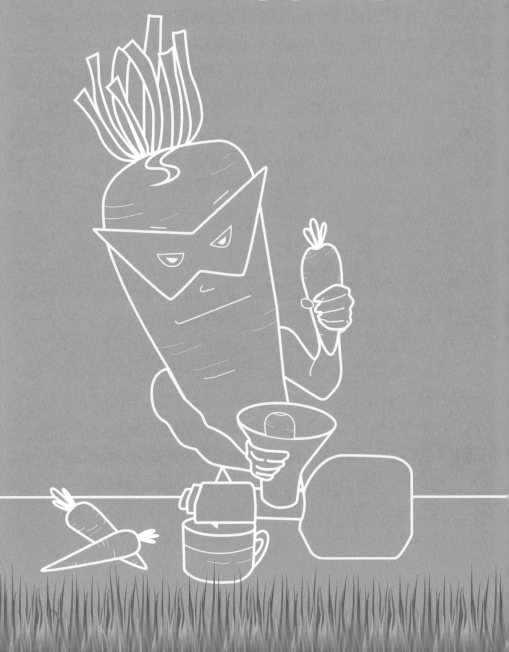

당근을 착즙하는 방법은 다음과 같습니다.

착즙기*를 구매하거나 빌리세요. 이베이에서 중고를 구할 수도 있습니다. 어느 종류든 괜찮지만, 믹서기는 안 될 겁니다(이 말을 무시하고 믹서기를 썼다가 남는 건 당근 주스가 아니라 으깬 당근과 고장 난 믹서기뿐일 겁니다).

착즙기를 사기 전에 인터넷에서 리뷰를 확인해 보고 튼튼한 기계를 마련하세요. 너무 저렴한 제품은 많이 사용하면 고장이 납니다. 몇몇 리뷰를 보면 어떤 종류의 착즙기는 주스를 너무 빨리 만들어서 열을 발생시켜 산화가 일어나게 한다고 합니다. 하지만 저는 어느 종류의 착즙기에서 나온 결과물이라도 암을 치료하기에는 충분하다고 생각합니다.

제가 매일 당근을 착즙하기 시작해서 주스를 마시고 착즙기를 청소하는 데에는 약 15분이 걸렸습니다. 저는 유기농 당근이 아닌 일반 당근을 사용했습니다. 아무 색깔의 당근이라도 다 효과가 있을 것입니다. 치료에 있어 중요한 것은 당근이 싱싱해야 한다는 것입니다. 저는 슈퍼마켓에 파는, 봉지에 포장된 5파운드짜리 비유기농 일반 당근을 사용했습니다. 색감이 밝고 아삭아삭한, 샐러드에 쓰는 전형적인 당근이었지요. 머리에 파란 잎이 달린 당근을 샀다면 집에 가서 윗부분을 잘라 내세요. 파란 잎은 샐러드나 소스에 좋습니다. 당근을 세척하기 위해 가볍게 문지르세요. 껍질을 벗겨내지 마세요. 껍질을 벗겨내면 껍질에 가장 많이

* 원서의 *juicer*는 편의상 착즙기로 번역하였으나 원액기, 녹즙기, 주스기, 과즙기 등 다양한 제품군을 포괄한다. 꼼꼼하게 비교한 후 본인에게 적합한 기계를 선택하시면 됩니다.

들어 있는 항암 물질인 팰캐리놀을 절반 이상 잃을 것입니다. 안 좋은 부분은 잘라 내세요. 각기 다른 당근에는 각각 다른 양의 팰캐리놀이 들어 있습니다. 만약 구할 수만 있다면, 보라색 당근은 주황색 당근의 여섯 배에 달하는 팰캐리놀이 들어 있습니다. 그렇지만 주황색 당근도 효과가 좋습니다. 어쩌면 매일 5잔의 당근 주스를 마실 수 없을 정도로 매우 아픈 사람은 보라색 당근을 찾아보는 게 좋을 것입니다.

줄기 둘레가 갈색으로 보이는 당근은 사지 마세요. 신선하게 재배된 게 아닙니다. 또한 줄기 밑부분이 녹색을 띠는 당근은 가급적 사지 마세요. 녹색 부분은 쓴맛이 납니다. 깊이 심기지 않아서 자라면서 햇볕에 타서 그렇게 된 것입니다. 만약 머리가 녹색인 당근을 샀다면, 녹색인 부분은 잘라서 버리세요.

착즙기에 맞게 당근을 자르세요. 약 5잔[1.2ℓ]의 당근 주스가 나올 겁니다. 펄프도 많이 나올 겁니다. 펄프가 촉촉하다면 한 번 더 짜서 주스를 더 추출할 수도 있습니다. 펄프는 개밥에 넣거나 정원이 있다면 퇴비에 섞어도 좋습니다. 펄프에도 약간의 팰캐리놀이 있을 테지만 주스에 다량 함유되어 있으니 굳이 펄프를 먹을 필요는 없습니다. 착즙기 부품 청소는 살짝 문지르고 차가운 물에 몇 초간 헹구기만 하면 됩니다.

랠프는 당근 주스에 아무것도 섞지 않고 바로 섭취했습니다. 주스를 착즙하자마자 전부 마셨습니다. 많은 사람이 이런 현상을 보고하지는 않았지만, 저는 당근 주스를 한 번에 전부 마시게 되면 매우 강한 설사제 효과가 있는 것을 발견했습니다. 그래서 저는 하루에 걸쳐 흡수가 더 잘 되는 공복에 주로 섭취했습니다.

주스를 유리병에 넣고 뚜껑을 닫아 냉장고에 보관하세요. 아침에 시간에 쫓긴다면 밤에 당근을 준비해도 됩니다. 당근을 씻어서 착즙기에 맞게 자르고 비닐봉지에 담아 냉장고에 넣어 놓으세요. 다음 날 아침에 약 10분이면 당근 주스를 만들 수 있을 겁니다. 만약 직장에 당근 주스를 가지고 가야 한다면 보온병에 넣거나 밀봉해서 어두운 장소에 보관하세요. 착즙한 주스는 하루 안에 다 마셔야 합니다.

저는 대개 사과와 싱싱한 생강, 가끔은 파슬리 잎, 셀러리 줄기, 멜론 또는 다른 과일로 당근 주스의 맛을 더했습니다. 랠프는 주스를 만들 때 당근만 사용했습니다.

랠프는 아무것도 가미하지 않은 당근 주스를 매일 3컵 마시면 암 성장이 억제된다는 것을 발견했지만 암을 제거하지는 못했습니다. 만약 당신이 매일 5컵을 마시기가 힘들다면, 3컵만 마셔도 종양의 성장을 막을 수 있을 것입니다. 만약 당신이 너무 아파 많이 마실 수가 없다면 한 컵씩만 마셔도 건강이 훨씬 좋아져서 점차 마실 수 있는 양을 늘려갈 수 있을 것입니다. 마시는 데 아무 어려움이 없다면, 주스에 무엇을 넣건 핵심은 항상 5파운드 2.26kg의 당근을 사용하는 것입니다. 체격이 작은 사람은 좀 더 적은 양의 주스를 마실 수도 있습니다. 체중이 160파운드 70kg가 넘는 사람은 매일 몇 잔을 더 마셔야 합니다.

펠캐리놀 및 짝꿍 성분인 펠캐린디올은 고열에 의해 파괴됩니다. 저온 살균되어 용기에 담긴 시판 당근 주스는 열에 민감하지 않은 루테올린을 섭취할 수 있는 이점은 있지만, 당근 효소나 펠캐리놀 그리고 그와 관련된 성분들을 섭취하는 데는 아무 유익이 없습니다. 당근에는 아직 의학적으로 탐구되지 않은 부수적인 성분들이 있으며 아마도 생당근 주스에서만 찾아볼 수 있을 것입니다.

랠프 콜은 일주일에 하루는 착즙을 건너뛰었지만 절대 하루보다 더 많이 건너뛰지는 않았습니다. 8개월간 저는 5일 연속 세번 당근 주스를 건너뛰었는데, 왜냐하면 여행 중이어서 착즙기가 없었기 때문이었습니다. 몇 차례 주스를 못 마신다고 당장 아프지는 않겠지만 매일같이 당근 주스를 최우선 순위로 두는 것이 치료에는 필수적입니다. 집중과 헌신은 암 퇴치에 있어 필수 불가결한 요소입니다.

주스를 마신 후 30분이 지나면 혈류에서 펠캐리놀이 발견됩니다. 마신 후 2시간이 지나면 혈액 속 농도가 최고치에 이릅니다.[1] 항암이나 방사선으로 부작용을 겪고 있으면 마시기가 힘든데, 흡수가 더 잘 되도록 빈속에 마실 수 있는 만큼 마셔 보시기 바랍니다.

당근에 있는 베타카로틴은 당신의 피부색을 연한 오렌지색으로 바꿀 수도 있습니다. 저는 제 피부가 그렇게 그을린 듯 오렌지빛이 나는 것이 평상시의 포틀랜드의 창백한 피부보다 더 좋아

보인다고 생각했습니다. 오렌지색을 띠는 것은 아무런 해가 되지 않고 주스를 멈추면 사라집니다. 만약 당뇨가 있어서 당이 염려된다면, 당근 주스의 일부를 셀러리로 대체할 수도 있습니다. 셀러리에는 종종 당근에 있는 것보다 2배 또는 3배 더 많은 팰캐리놀이 들어 있기도 합니다만 때로는 훨씬 더 적기도 합니다. 샐러리에는 또 매우 강한 항암 효과가 있는 것으로 밝혀진 아피제닌도 들어 있습니다. 베타카로틴은 비타민 A가 아닙니다. 베타카로틴은 비타민 A의 전구물질_{어떤 화합물을 합성하는 데 필요한 재료가 되는 물질}입니다. 즉, 신체는 필요한 베타카로틴을 비타민 A로 전환하고 나머지는 제거합니다. 당근을 먹는다고 비타민 A를 과다 섭취하게 되거나 간에 부담을 줄 위험은 별로 없습니다.[2]

당신은 사람들이 당근이 간에 나쁘다고 다급히 하는 말 외에도, 당근에서 당을 '너무 많이' 섭취해서 '암에 먹이를 주고 있다'라고 확신하는 사람들의 말도 분명 듣게 될 것입니다. 당근에 있는 항암 성분이 주는 유익은 당으로 인한 문제를 상쇄하고도 남습니다. 정제 설탕과 텅 빈 열량의 단 음식을 피하는 것이 중요하다는 건 두말하면 잔소리입니다. 하지만 당근과 과일 대부분은 당 과잉을 벌충하는 플라보노이드와 폴리페놀이 풍부합니다.

당신의 모든 세포는 글루코오스를 먹고 삽니다. 암세포는 건강한 세포보다 더 효율적으로 혈관에서 당을 섭취합니다. 암세포에서 글루코오스를 빼앗으려면 모든 정상 세포에서도 글루코오스를 빼앗아야 하는데 그러면 모든 세포는 물론 당신도 죽게 될 것입니다. 당근 주스의 당이 세포로 들어갈 때는 팰캐리놀과 루테올린 및 면역 체계를 깨우는 다른 성분도 같이 들어갑니다. 당이 너무 많다고 당근 주스를 마시지 말라고 경고하는 사람들은 쥐덫에 치즈를 놓아서 쥐에게 먹이를 주지 말라고 하는 사람들과 똑같습니다.

저는 한 차례 검사 후 다음 검사 사이에 당근 주스를 섭취할 것을 권합니다. 그래야 종양의 성장 속도 또는 크기가 감소했을 때 무엇으로 인한 것인지를 알 수 있을 것입니다. 검사에 적절한 때는 당근 주스를 섭취한 지 6~8주가 지난 후라고 저는 생각합니다. 랠프는 4주면 검사로 개선을 감지할 수 있을 거로 생각합니다. 랠프는 당근 주스로 종양이 줄어들지 않는다고 해도 당근 주스를 섭취 안 했을 때만큼 빨리 자라는 것은 막아 줄 테니 당근 주스를 포기하기 전에 착즙을 더 규칙적으로 하고 섭취량을 늘려야 한다고 충고합니다. 저는 8주가 되어도 검사 결과가 개선되지 않는다면 당근 이외에 다른 치료 방법도 써 봐야 한다고 생각합니다.

당근 치료를 시도하게 되면 당신은 당근을 의학적으로 사용하게 될 것입니다. 정상적으로 당근을 섭취하는 누구보다도 훨씬 더 많은 당근을 섭취하게 됩니다. 당근 주스 외에도 육류와 가공식품을 줄이고 과일과 채소를 많이 섭취하는 건강한 식단을 진행해야 합니다. 하지만 저는 당근을 의학적으로 섭취하는 유일한 식이 원료로 삼을 것을 추천합니다. 동시에 당신이 어디선가 들어 본 적 있는 온갖 낯선 항암 치료 요법들을 강행하여 치료 속도를 높일 수도 있습니다. 하지만 모든 치료에 대한 연구가 잘 진행된 것은 아니므로 자신이 잘 알지도 못하는 것에 단시간에 많은 돈을 소비하게 되어 스트레스와 공황, 의심만 키우게 될 수도 있습니다.

당근만으로 제 암은 치료되었습니다. 암을 치료하는 데 기여하는 세포 경로는 많지만, 그중 몇몇은 양립할 수 없습니다. 필요 이상으로 많은 접근 방법을 쓰다 보면 이러한 경로에 정체를 야기해 항암 요법 하나가 차단되거나 또 다른 요법의 효과가 무효화 될 수 있습니다. 또 다른 문제는 그렇게 많은 성분을 섭취하면 어느 한 가지에 대해 감수성이 생길 수도 있다는 것입니다. 온몸이 간지러워 한 가지를 포기해야 하는데 어느 것이 피해야 할 성분일까요? 알 수가 없을 것입니다(수 개월간 다수의 항암 성분을 복용해왔고 당근 주스는 시작한 지 얼마 안 됐는데 그런 가려움을 가진 여자분이 있었습니다. 그녀는 당근 주스 복용이 가려움을 유발했다고 생각했습니다. 저는 당근 주스로 인해 문제가 생겼다고 언급한 사람은 그녀가 처음임을 알려 주었습니다. 그녀는 오랫동안 많은 양을 섭취한 마늘을 끊었고 가려움이 사라졌습니다).

또 다른 문제가 야기될 수도 있습니다. 6개월간 항암 스모가 스보드_{뷔페 형식의 식사}를 잘 차려 먹습니다. 암이 멈추지 않은 것을 알게 됩니다. 절망과 공황에 빠지게 됩니다. 어쩌면 당신이 사용한 성분 중 한 가지가 충분하지 않았다는 점만 제외하면 효과가 있었는데 당신은 그게 뭔지 알 수가 없습니다. 그리고 이미 모든 것을 시도했기에, 뭐가 실패했고 뭐가 성공했는지 다음에는 무엇을 해야 할지 알 수가 없습니다.

식물학자나 생화학자는 어떤 치료법이 시너지 효과가 있고 어떤 것을 병행하면 안 되는지를 알지도 모릅니다. 하지만 저는 그렇지 않습니다. 루테올린과 팰캐리놀을 함유한 다른 식품이나 향신료는 당근과 잘 맞을 거로 추측할 뿐입니다. 확실한 건 다른 음식을 약으로 사용하지 않고 당근을 사용한 것이 제게는 효과가 있었다는 사실입니다. 8개월간 저는 거의 매일 5파운드의 당근을 착즙했고 지금은 암을 발견할 수 없습니다. 간단하고 안전한 방법이었고, 저와 몇몇 다른 이들에게는 효과가 있었습니다.

다른 자연 요법을 시도하는 경우에는 온라인으로 철저히 조사하고 공신력 있는 대학에서 검증한 연구를 찾아보시기 바랍니다. 최상의 결과를 얻기 위해 정식 명칭 및 구체적인 학명을 사용하고 당신이 앓고 있는 암의 병명으로 찾아보세요. 예를 들자면 제가 암과 당근을 같이 검색했을 땐 거의 아무 정보도 찾을 수 없었습니다. 하지만 '루테올린'과 '전립선암'을 같이 온라인에서 찾아봤을 때는 여러 흥미로운 연구를 찾아볼 수 있었습니다. 또 단순히 '암 자연 요법'을 검색하면, 다음과 같이 줄줄이 늘어놓은 암담한 말들뿐이었습니다. "버섯이 암을 치료할 수 있다는 증거는 없다, 브로콜리가 암을 치료할 수 있다는 증거는 없다, 커큐민이 암을 치료할 수 있다는 증거는 없다." 그 글을 쓴 익명의 필자에 게 '증거'란 절대 실시되지 않을 이중맹검_{실험을 받는 사람이 어느 그룹에 속해 있는지 실 험자 및 피실험자가 모르게 함}임상시험에서만 도출될 수 있음이 명백합니다. 하 지만 구체적인 암 병명과 야채, 과일 또는 향신료를 같이 검색하 면 그것들의 항암 효과에 대한 많은 증거를 찾을 수 있을 것입니 다.

당근 주스를 마시는 동안 저는 일반적인 식사를 했습니다. 과 일로 속을 채운 얇은 팬케이크, 파스타, 피자(최소한의 치즈와 풍 성한 야채를 올린 얇은 크러스트 피자), 요구르트, 치즈, 약간의 우유, 아주 가끔 붉은 육류, 닭고기, 계란, 샐러드, 검은콩과 양파 요리, 마늘과 고수 요리, 토르띠야, 그리고 거의 매일 작은 조각의 초콜릿을 먹었습니다. 당근 주스를 마시기 시작한 첫 7주 동안은 거의 매일 트레이더 조스_{Trader Joe's 미국의 대형 유기농 마트}에서 파는 작은 아 이스크림콘을 하나 또는 두 개씩 먹기도 했습니다. 일주일에 두 세 잔의 적포도주를 마셨습니다. 탄산음료, 감자 칩 또는 다른 정 크 푸드_{열량은 높지만 영양가는 낮은 즉석 식품}는 절대 먹지 않았습니다. 비타민 B 콤 플렉스와 유산균 2알을 매일 복용했고 가끔 비타민 B12를 혀 밑 에 녹여 섭취했습니다. 비타민 A, C, D나 E는 복용하지 않았습 니다. 비타민 D가 많으면 암을 예방하는 데 도움이 되는데 과테 말라는 날씨가 화창해서 따로 비타민 D 캡슐이 필요하지 않을 것 같았습니다. 때에 따라 알파토코페롤 성분의 비타민 E는 암을 자 극하기도 합니다.[3] 또 엽산은 복용하지 않았습니다.[4] 푸른 채소의

엽산은 건강에 좋지만, 합성 엽산은 암을 유발할 수도 있습니다.

예를 들자면 자궁내막암에 루테올린 정제를 쓰는 경우처럼, 항암 물질만 뽑아 쓰는 경우 양이 너무 적거나 많으면 원하는 것의 정반대 결과를 가져올 수도 있습니다. 가장 신중한 경로는 음식에서 영양분을 얻는 것입니다.

몸에 있는 염증은 암을 자극하므로 식단에서 염증성 음식을 제거하고 항염 음식을 추가하는 게 좋습니다.

제가 당근 주스를 먹는 기간 내내 제가 암에 걸렸다는 사실을 모르는 사람들은 제가 얼마나 건강해 보이는지를 얘기했습니다. 피부가 빛이 나기 시작했고 여드름이 사라졌습니다. 제 인생에서 처음으로 튼튼한 손톱을 갖게 되었습니다. 머리털도 더 잘 자랐습니다. 일 년에 여러 번 감기에 걸리고 한번 걸리면 몇 주나 계속되어 절 비참하게 만들곤 했는데 감기도 전혀 걸리지 않았습니다. 근육통도 사라졌습니다. 암으로 죽을지도 모른다는 것을 알고 있었지만 저는 대개 전에 없이 행복했습니다. 중요하지 않은 것은 무시하고 인생에 있어 가장 기본적인 것에 감사하는 법을 배우고 있었다고 생각합니다. 제 피부에 스치는 바람, 하늘의 별, 그리고 사랑 같은 것들 말이지요.

랠프 콜에게 당근은 효과적인 약이었습니다. 그는 몇 달간 당근 주스를 복용한 후 7년 넘게 암이 없었고 그 이후로는 가끔만 당근 주스를 마십니다. 저도 랠프처럼 '암 흔적'이 없을 뿐만 아니라 암이라는 병 자체를 잊게 되기를 소망합니다.

2013년 7월 CT 검사에 대한 후속 검사로 2013년 9월 초 대장내시경 검사와 위내시경 검사를 받았습니다. 제 장에서는 암도 염증도 발견되지 않았습니다. 하지만 검사를 시행하기 전 위장병 전문의는 암 치료를 더 하라고 저를 압박했습니다.

"만약에라도 소탕해 버려야 할 작은 암이 있는 경우를 대비하여 항암 요법을 실시하는 게 어떻겠습니까?"

저는 이미 소탕해 버렸다고 했습니다. 당근으로 말이지요.

제6장 세포 공동체 다스리기

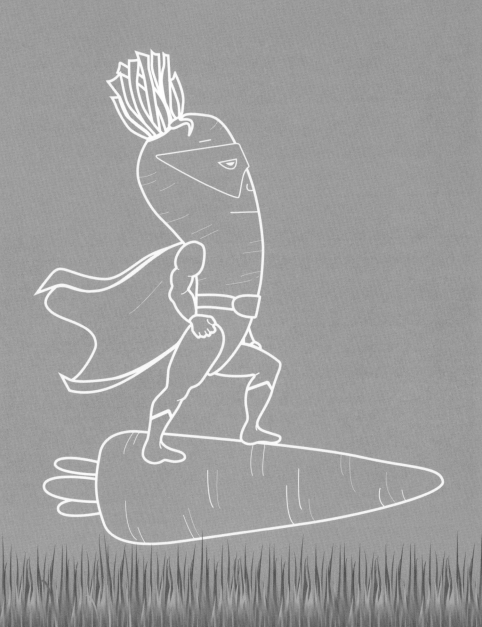

테라페이아therapeia는 치유를 뜻하는 고대 그리스어입니다. 우리가 항암화학요법이라고 부르는, 즉 인간의 몸에서 자연적으로 발견된 적 없는 화학 물질을 사람에게 주입해 암을 치료하는 이 치료법은 치료라기보다는 화학 공격입니다. 항암은 1940년대 전시 중의 실험에서 시작되었습니다. 미군 측 연구원들은 1차 세계대전 중 전장에서 화학 무기인 겨자 가스에 노출된 군인들에게서 분열 속도가 빠른 백혈구의 성장이 멈추었다고 보고한 데 주목했습니다. 겨자 가스가 재빨리 자라는 암세포에도 작용할지 모른다는 생각이 불현듯 떠올랐습니다. 겨자 가스를 흡입하면 폐를 자극하지만, 액체 상태로는 정맥에 바로 주입될 수 있었습니다. 종양에 대해 즉각적으로 극적인 효과를 보였습니다. 종양은 급속히 줄어들었고 심지어 완전히 사라지기도 했습니다. 유감스럽게도 이러한 성공은 거의 모든 종류의 암에 있어 일시적이었습니다. 곧 새로운 종양이, 또는 이전 종양에서 발견하지 못한 나머지 부분들이 다시 자랐습니다. 실패율이 엄청나게 높음에도 불구하고 60년이 넘도록 독성 화학 물질을 사용해 종양을 파괴하는 전략은 암에 대한 기본적인 의학적 접근법으로 남아 있습니다.

사람들은 종종 비싸고 어려운 것이 싸고 쉬운 것보다 낫다고 생각합니다. 지극히 평범한 당근이 방사선이나 항암보다 당신에게 더 많은 것을 해 줄 수 있다고 하는 것은 터무니없어 보입니다. 하지만 암 치료의 세계에서는 가장 비싸고 강력히 권고되는 신약보다 싸고 온화한 것이 더 낫고 더 효과적일 수도 있습니다. 우리는 우리 몸의 본질에 대해 많이 생각하지 않기 때문에 이러한 사실을 잘 이해하지 못합니다.

당근은 주황색 식품으로, 가격이 저렴하며 약간 달고 아삭아삭할 뿐 아니라 다행히 모양도 비닐봉지에 담기 좋습니다. 당근은 변화하는 환경에 맞게 자신을 바꾸고, 땅속에서 또 공중에서 자신을 공격하는 많은 적을 물리치기 위해 여러 화학 물질을 개발하며, 수천 년에 걸쳐 자라며 진화해 온 유기체입니다. 역시 수천 년 동안, 우리 몸과 식습관도 공격자로부터 자신을 방어하기 위해 이와 동일한 화학 물질을 사용하며 순응해 왔습니다. 어떤 의미에서는 우리 몸이 당근에게서 배웠다고 할 수 있습니다. 당근은 똑똑합니다! 당근은 수천 년 동안 화학에 공을 들여 실족하지도 않았고 멸종되지도 않았습니다. 물론 당근은 학위도 없고 얕은 어휘력에다 뇌도 없지만, 내적 지능을 가지고 있기에 우리에게 의사 노릇을 하는 것이 가능합니다.

우리가 당근을 살아있는 것으로는 좀처럼 생각하지 않는 것처럼, 우리는 고요한 거울 속에서는 우리 육체 이면의 멈추지 않는 활력을 절대 보지 못합니다. 종양을 지붕을 뚫고 우리 집에 떨어진, 다이너마이트로 폭파되어야 할 커다란 암석으로 생각하면 쉽습니다. 암석을 폭파한 뒤 먼지가 가라앉고 나면, 우리는 재건할 것입니다. 그것이 항암과 방사선의 접근 방법입니다. 반세기 동안 '암과의 전쟁'에서 가장 선호하는 무기였지요. 불행하게도 우리의 집, 즉 우리 몸은 취약합니다. 먼지는 살아 있고 씨앗이 가득합니다. 먼지가 가라앉지 않고 날아다닌다면 집에 끼치는 해는 치명적일 수 있습니다.

재미있는 것은 항암과 방사선이 각각 다른 방식으로 전쟁 무기에 얽힌 긴 역사를 지니고 있다는 것입니다. 암과의 전쟁에서 이기려고 돈을 계속 쏟아붓는 동안 반세기도 더 지났지만, 눈에 보이는 확실한 승리는 전혀 없습니다.

제 대장암이 폐로 전이되었다는 것을 알게 되었을 때 저는 그것을 제 몸에 대한 통제권을 가진 무시무시한 무소불위의 적으로 생각하지 않기로 했습니다. 심리적으로는 물론, 과학적으로도 제가 옳았지요.

당연히 우리는 종양이 있다는 것을 알게 되면 당장 그것을 없애기를 원합니다. 종종 의사들이 '종양부담tumor burden 신체에서 암의 총량'이라고도 부르는 종양의 크기는 표준치료법으로 줄여야 합니다. 그것에 압도당하기 전에 말이지요. 암의 경과가 항상 자연 치료가 제 일을 할 충분한 시간을 남겨 주지는 않습니다. 그러나 종양이 암의 근원은 아닙니다. 단지 증상일 뿐입니다. 암은 전신 장애, 즉 세포 성장 및 세포 파괴에 대한 신체 조절의 붕괴입니다.[1] 영양학 연구에 따르면 식이 성분만으로도 세포 생성과 사멸을 조절하는 신체의 힘을 회복시킬 수 있습니다.

1990년대 초까지 암 연구의 초점은 종양과 개별 암세포에 있었습니다. 그 후 연구자들은 정상적이고 건강한 세포의 협력 없이는 암세포가 자랄 수 없다는 것을 깨달았습니다. 암세포의 이웃들은 암세포의 성장을 허용하거나 거부합니다. 이웃 세포들을 제어하는 것은 유전자의 발현을 조절하는 세포 스위치입니다. 우리의 유전자 중 일부는 자연적으로 암을 촉진하는 유전자인 '온코진onco-genes'입니다. 다른 것들로는 자연적으로 암을 억제하는 유전자도 있습니다.

이웃에 젊은 범죄자가 살고 있다고 상상해 보세요. 그가 무슨 짓을 할 수 있는지는 범죄자가 아닌 이웃들의 반응에 달려 있습니다. 사람들은 그의 행동에 주목하고 그에 대해 서로 전화를 주고받습니다. 얼마 후 그들 중 일부는 그 사람에 대해 걱정하는 것을 관두고 전화를 끄고 소파에 편히 기대어 TV 보기를 선호할 수도 있습니다. 어떤 사람들은 범죄를 용인할 수 있는 조력자일 수도 있습니다. 한두 명은 그 사람의 말에 넘어가서 그의 범죄 생활에 동참할 수도 있습니다. 어떤 사람들은 경찰에 신고할 수도 있습니다. 또 여전히 어떤 사람들은 온 동네를 조직하여 그를 무장해제시켜 감옥에 가두려고 할지도 모릅니다.

신체에서도 비슷하게, 범죄자 세포(암세포)는 바로 이웃에 삽니다. 무엇을 얻을지는 범죄자가 아닌 이웃들과의 수다(신호보내기)에 달려 있습니다. 혈액 속에 운반된 화학 물질은 세포의 신호와 유전자의 발현을 바꿀 수 있습니다.[2] 각 세포에서 유전자는 히스톤이라 불리는 단백질 실패 주위에 실처럼 감겨 있습니다. 히스톤의 일시적 또는 장기적 변형은 유전자의 발현을 조절합니다. 영양 성분을 포함한 화학 물질은 실패에 영향을 주어 주위에 무슨 일이 일어나고 있는지 그리고 무엇을 해야 할지에 대한 세포의 자각 스위치를 켜거나 끌 수 있습니다.

유전자의 발현을 조절하는 세포 신호 전달에 대한 연구를 후성유전학epigenetics이라고 합니다. 접두사 'epi'는 '~위에, 덧붙여'를 뜻하는 그리스어에서 유래했습니다. 유전자와 마찬가지로, 후성적 스위치의 설정은 부모로부터 물려받았습니다. 우리의 유전자는 드물게 돌연변이로만 변하는데 후성적 스위치 조작으로 되돌릴 수 있습니다. 그래서 태어날 때는 똑같은 쌍둥이가 어른이 될 때쯤에는 외모, 성격, 그리고 건강 상태도 다를 수 있는 것입니다.[3]

후성적 스위치는 암 형성을 촉진하는 온코진을 활성화하도록 설정될 수도 있고 온코진을 비활성화시키도록 재설정될 수도 있습니다. 세포 분열을 자극하거나, 또는 세포가 죽게 하도록 스위치가 설정될 수도 있습니다. 신체의 끊임없는 자신과의 대화에서 변화의 가능성이 끝나는 시기는 죽을 때뿐입니다. 단일 건강식품은 수백 가지 방식으로 대화를 조정할 수 있지만, 제조된 합성 약물은 변화를 유도하기엔 너무나 부족한 단 한 가지 방식으로만 작용할 수 있습니다.

2012년에 《영양과 암Nutrition and Cancer》저널에서 신체의 역동성을 고려한 암 연구자들은 다음과 같이 썼습니다.

미국의 닉슨 대통령이 '암과의 전쟁'을 공식적으로 선포한 지 40년이 지난 후에도 암의 전반적인 비율은 크게 변하지 않았습니다. …… 우리는 왜 암과의 전쟁에서 지고 있는 걸까요? 주요 원인은 단일 표적을 위한 암 치료제 개발 노력의 초점이 너무 좁은 데 있다고 우리는 주장합니다. …… 지난 반세기 동안의 광범위한 연구에 따르면 암은 500가지의 다른 유전자 산물의 조절 곤란으로 야기되는 것으로 밝혀졌습니다. 대부분의 천연 제품은 다양한 유전자 산물을 대상으로 작용하므로 암을 포함하여 수많은 만성 질환의 예방 및 치료에 이상적입니다.[4]

영양 후성학 연구자들은 일부 과일, 채소, 허브 및 향신료가 면역계의 세포를 깨워 암을 죽이게 할 수 있음을 발견했습니다.

신체의 유전자에 미치는 영양 후성학적 효과는 피아노 조율에 비교할 수 있습니다. 조율 전이나 후나 같은 피아노이지만, 그 전에는 몇몇 음들은 높아져 있고 다른 음들은 소리가 나지 않아 피아노가 제대로 작동하지 않고 소리가 엉망이었습니다.

당근은 충분히 많은 양을 사용하면 약으로서 그러한 재조율의 임무를 수행해 낼 수 있는 식품 중의 하나입니다. 당근이 당신에게 그 일을 해 줄 것입니다. 만약 당근이 못 한다면 다른 식품들이 그 일을 할 수 있습니다. 아보카도, 양배추, 브로콜리 새싹, 시금치, 포도, 사과 껍질, 레몬, 딸기, 블랙 라즈베리, 강황, 로즈메리, 계피 및 다른 많은 식품이 항암 효과가 있습니다.[5]

어려운 점은 세부적인 데 있습니다. 암을 치료하기 위해서 그 식품 중 어떤 것을 사용할 때 어느 만큼 써야 하는지, 또는 특정

조합이라든지를 알아내는 것입니다. 당근을 약으로 사용할 때 이점은 다수의 사람에게 같은 양(5컵)의 당근 주스가 비슷한 기간에 재빨리 암을 치료했다는 것입니다(매일 더 많은 당근 주스를 마신다고 해도 해를 끼치지 않을 테고, 물론 암이 있는 사람은 더욱 많이 필요할 수도 있습니다).

커스틴 브란트 박사가 생쥐와 들쥐에게 당근과 펠캐리놀을 먹였을 때 큰 종양이 덜 생겼던 것을 기억하지요? 종양은 새로운 혈관들을 생성해서 거기서 영양분을 공급하도록 자극할 수 있을 때만 커집니다. 그러한 과정을 혈관신생^{angiogenesis}이라 부릅니다. 'angio'는 통이나 그릇을 뜻하는 그리스어이고, 'genesis'는 '발생, 생성'을 뜻하는 그리스어입니다.

당근이 암을 감소시키는 방법의 하나는 혈관신생억제제^{anti-angiogenesis}를 통해서입니다. 하버드 의대의 윌리엄 리 박사^{Dr. William Li}는 혈관신생억제제 식품, 즉 종양이 신생혈관 네트워크를 형성하는 것을 막는 식품들에 관해 많이 연구를 해왔습니다. 〈암을 굶겨 죽일 수 있을까요?〉라는 TED 강연에서 혈관신생억제제 식품에 대한 자신의 실험실 연구를 설명합니다.[6] 혈관신생억제제 식품들은 우리의 후성유전적 신호를 변화시켜 우리의 생명을 구합니다. 당근은 이러한 식품 중 최고입니다.

우리는 유전자를 바꿀 수는 없다는 것을 알고 있습니다. 그 사실은 우리로 하여금 기대 수명에 대해 체념하게 만들고 우리 개개인의 선택의 중요성을 인지하지 못하게 합니다. 하지만 우리의 삶에 있어 유전학만큼이나 영양 후성학도 중요합니다.

인간 게놈을 최초로 서열화한 과학자인 크레이그 벤터[Craig Venter]는 2008년 리더십 콘퍼런스 연설에서 유전학의 중요성을 강조하지 않았습니다. "인간의 생명 작용은 우리가 상상하는 것보다 훨씬 더 복잡합니다."라고 그는 말했습니다. 또한 그는 다음과 같은 의견을 피력했습니다.

> 모두가 자신들의 이런저런 특성은 다 어머니, 아버지로부터 물려받은 유전자 때문이라고들 합니다. 하지만 사실 유전자는 삶의 결과에 매우 미미한 영향을 끼칠 뿐입니다. 그러기엔 우리의 생명 작용은 너무 복잡하고 수십만 개의 독립적인 요소들을 상대합니다. 유전자는 절대 우리의 운명이 아닙니다."[7]

종양은 단일 세포에서 돌연변이된 유전자에서 시작되지만 그러한 단일 세포의 성장을 허용하는 것은 신체 내의 신호 전달 체계의 이상입니다. 정상 세포가 그들을 인식할 수 있는 능력을 잃거나 결함이 있는 세포가 신호에 반응하는 능력을 상실할 때 단일 세포는 종양을 형성합니다.[8] 면역계는 여전히 존재하지만, 해결책이 되기보다는 문제의 일부가 되었습니다. 식이 변화는 정상적인 기능을 회복시킬 수 있습니다.[9]

예일대학교 의과대학 면역생물학 교수인 세스 랙오프 나훔 박사[Dr. Seth Rakoff-Nahoum]는 〈암과 염증은 왜[Why Cancer and Inflammation?]〉라는 에세이에서 암의 원인에 대해 다룹니다. 그는 대부분의 암은 장기적인 염증을 유발하는 자극제에서 유래한다고 말합니다. 자극은 바이러스성 또는 세균성 감염, 흡연, 특정 음식이나 오염 물질에 노출되어 발생할 수 있습니다. 신체의 타고 난 반응은 면역계 세포를 자극 부위로 보내 조직에 염증을 일으 켜 외계인 침입자를 제거하는 것입니다. 그리고 나면 선천성 면 역계가 나머지 일들을 처리합니다. 예를 들어 부엌칼에 베이는 것처럼 암보다 더 간단한 손상을 입을 때면 면역계는 우리 몸의 상처를 채워야 할 구멍으로 인식합니다.

랙오프 나훔 박사의 설명에 따르면 염증이 신체 내에서 만성 자극을 중단하지 못하면 면역계는 염증 부위를 채워야 할 상처로 해석하고 세포가 증식하도록 신호를 보냅니다. 증식된 세포 중 일부는 돌연변이를 일으키고 종양을 형성할 수 있습니다. 우리는 종종 면역계가 실패하여 암에 걸린 것으로 생각하지만, 현미경으 로 종양을 관찰하면 염증을 일으키고 세포를 증식시키는 많은 종 류의 면역 세포가 내부에서 발견됩니다.[10]

당근은 건강한 세포 공동체를 회복시켜 염증을 멈추고 면역 계가 실수로 성장 인자를 불러내는 것을 늦추거나 심지어 멈추게 할 수도 있습니다. 항암 게임에서 항암화학요법과 방사선은 게임 의 흘러가는 방식이 마음에 안 들어 총을 꺼내 선수들을 학살하 는 화난 코치와 같습니다. 이와는 대조적으로 당근의 암에 대한 후성유전적 해결책은 선수들이 다른 방식으로 협력하도록 재교 육합니다.

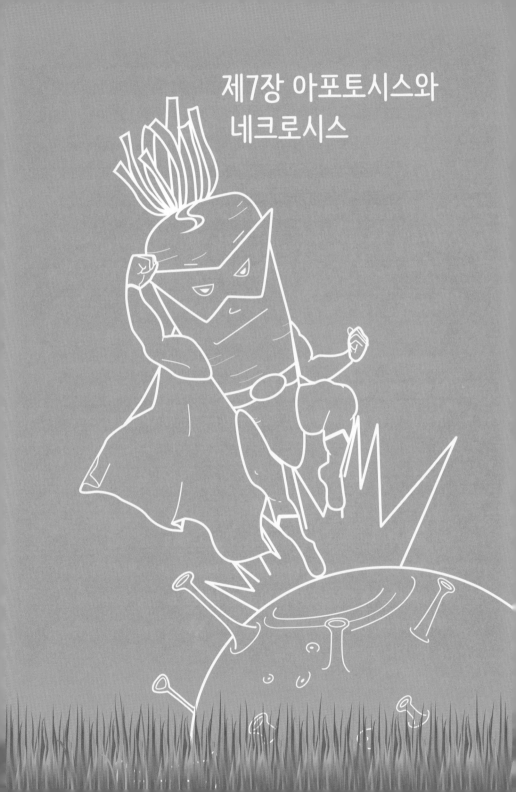

제7장 아포토시스와
네크로시스

당근이 어떤 방식으로 암을 치료하는지는 완전히 파악되지 않았지만, 항암화학요법이나 방사선보다는 확실히 우수합니다. 당근은 몸에 해를 끼치지 않을뿐더러 값도 싸고, 전 세계 거의 모든 곳에서 구할 수 있습니다. 항암화학요법과 방사선을 선택했더라도 효과를 높이기 위해 당근 주스를 아울러 마시는 것은 매우 가치가 있습니다. 항암화학요법과 방사선을 빨리 마무리할수록 몸에 끼치는 해가 줄어들 것입니다. 오랫동안 하게 될수록 효과는 떨어지고 손상은 더할 것입니다. 그 이유는 다음과 같습니다.

세포 신호가 잘못되면 암이 발생합니다. 항암화학요법과 방사선은 둘 다 암을 공격하며 면역계도 공격합니다. 골수에서 형성되어 빠르게 자라는 백혈구와 적혈구를 죽입니다. 적혈구의 사망으로 빈혈이 발생합니다. 적혈구가 적을수록 암세포를 죽이는 데 도움이 되는 산소가 줄어듭니다. 백혈구가 너무 적으면 호중구감소증이 와서 면역계가 감염을 막지 못하게 됩니다. 빈혈은 사람을 약하고 피곤하게 만들고 호중구감소증은 치명적인 감염의 위험에 놓이게 합니다.

성인의 몸에는 약 70조 개의 세포가 있습니다. 매초 백만 개의 오래된 세포가 죽고 백만 개의 새로운 세포가 태어납니다. 신체가 오래되거나 손상된 세포 또는 암세포를 죽이는 주된 방법은 두 가지가 있습니다. 첫 번째는 아포토시스apoptosis 세포자멸사입니다. 이 단어는 고대 그리스어에서 유래한 것으로 가을에 나뭇잎이 나무에서 떨어져 갈변하는 그런 종류의 죽음을 묘사할 때 사용되었습니다. 아포토시스는 내부에서부터 분해하기 위해 카스파아제라 불리는 단백질이 들어가 세포가 자체 막 내에서 붕괴하는, 예정된 프로그램에 의한 온화한 죽음입니다. 붕괴로 인한 손상이 혈류로 들어가 염증을 유발하지는 않습니다. 이것이 당근이 암세포를 파괴하는 방법입니다. 바로 주변 정상 세포를 손상하지 않는 세포자멸사이지요.

세포 사망의 두 번째 형태는 네크로시스^{necrosis 세포 괴사}인데 마찬가지로 죽임을 당한 것, 죽은 것을 뜻하는 그리스어에서 유래했습니다. 네크로시스에서는 세포가 터져서 내용물이 혈류에 유출됩니다. 한 과학자는 세포자멸적 죽음은 자살에, 세포 괴사로 인한 죽음은 열차 사고에 비유했습니다. 세포 괴사를 눈으로 확인하고 싶으면 인터넷 브라우저 구글^{www.google.com}에 영어로 'necrosis'와 'images'를 쳐 보세요.

항암화학요법은 급속히 분열하는 세포를 독성에 오염시켜 DNA를 손상합니다. 일단 손상이 되면 이들 세포의 다수는 고장나 죽게 되지만 몇몇은 그렇지 않습니다. 많은 암세포는 화학 공격을 견뎌내고 물리치며 진화하면서 생존할 수 있습니다. 반대로, 당근을 비롯한 다른 자연 치료법은 신체의 자연적인 세포 조절 시스템을 회복시켜 세포가 자연사하라는 화학 메시지를 다시 인지할 수 있게 합니다.

항암화학요법과 방사선도 몇몇 세포자멸사를 유발하지만,

네크로시스^{괴사}를 유발하는 경우가 더 빈번합니다. 네크로시스는 개별 세포를 붕괴시킬 뿐 아니라 우리 몸 전체에도 치명적일 수 있습니다. 세포가 네크로시스를 통해 너무 빨리 죽으면 엄청난 양의 죽은 세포 물질이 신장으로 보내져 혈액을 정화하는 신장에 과부하가 걸리게 됩니다.

이러한 과잉 상태를 종양용해증후군^{Tumor Lysis Syndrome}이라고 합니다. 《미국신장학회 저널^{Journal of the American Society of Nephrology}》은 "종양 세포의 대량 사망은 아이러니하게도 그 자체로 암 환자에게 치명적일 수 있는 종양용해증후군을 촉발할 수 있는데, 특정 암 환자의 20% 이상에서 발생합니다."라고 보고했습니다. 또한 새로 암을 진단받은 지 일주일 이내로 치료를 받은 환자의 거의 10% 정도에서 발생하며 다른 때보다 항암의 제일 첫 번째 사이클에서 사망을 유발할 가능성이 훨씬 높다고 합니다.[1]

항암 또는 방사선으로 인한 네크로시스는 치료가 끝난 후 수개월 또는 수년 동안 계속될 수 있으며, 암세포가 사라진 후에도 건강한 세포를 공격합니다. 항암 또는 방사선으로 인한 지속적인 네크로시스는 심장 근육을 약화하고 심장 마비를 일으킬 수 있습니다.

20,000명 가까이 되는 여성 유방암 환자들을 추적한 결과, 방사선 요법으로 유방암 사망률은 연간 13% 감소했지만 혈액 순환 문제(대부분 심장 손상)로 인한 사망률은 연간 21%까지 증가했습니다. 방사선은 암에 대한 생존 통계는 좋아 보이게 만든 반

면, 심장 상태와 관련한 통계는 나빠지게 했습니다. 암 사망자가 줄어드는 '진전'이 있었던 것은 여성들이 암 대신 심장 마비로 죽었기 때문이었습니다.[2]

항암을 하는 동안, 또 끝난 뒤에도 네크로시스는 건강한 뇌세포를 죽입니다. 수십 년간 여성들은 '항암 뇌chemo brain' 즉 유방암 항암 후 겪었던 주의력 및 기억력 저하 후유증이 단지 꾀병이며 암을 가진 데 대한 자연적인 우울증과 걱정에 불과하다는 말을 귀가 따갑게 들어 왔습니다. 그러나 2006년 로체스터대학 메디컬센터University of Rochester Medical Center의 마크 노블 박사Dr. Mark Noble는 유방암 항암화학요법을 받는 여성의 80%에서 항암 뇌가 실재하며 자연스러운 현상이라는 것을 발견했습니다. 항암화학요법은 뇌에서 새로운 기억을 저장하는 분열하는 세포들을 공격합니다. 항암화학요법이 길고 강렬할수록 뇌 손상은 더 커집니다. 노블 박사와 그의 연구원들은 3가지 항암제가 정작 치료해야 할 암보다 건강한 뇌세포에 더 많은 독성을[3] 유발한다는 것을 발견했습니다.

항암화학요법과 방사선은 네크로시스를 유발합니다. 네크로시스는 염증을 일으킵니다. 염증은 성장 인자를 자극하여 더 많은 암세포를 만들고 새로운 혈관을 형성하여 영양분을 공급받습니다. 최근의 연구에 따르면 항암화학요법과 방사선이 암을 공격할 때 신체가 청소할 수 없는 괴사성 세포 조각을 남깁니다. 항암 및 방사선으로 생긴 이런 조각들은 암의 원격전이를[4] 촉진합니다.

항암화학요법은 때때로 아포토시스를 유발하기도 하는데, 항암으로 인한 아포토시스는 오토파지$^{autophagy\ 자가포식}$라는 단계를 포함할 수 있다는 것만 빼면 좋은 일입니다. 오토파지는 auto(자가)와 phagein(먹다)라는 그리스어에서 유래했습니다. 세포자멸적 암세포는 좀비가 될 수도 있습니다. 죽어가며 자신의 일부를 배출하는 동시에 이 조각들을 먹고 그것을 에너지원으로 사용하여 다시 생명을 되찾을 수도 있는 것입니다.[5]

일부 연구자들은 괴사 죽음의 이점을 찾기도 합니다. 항암화학요법과 방사선 치료를 받은 암세포가 아포토시스에 저항할 때도 네크로시스로는 여전히 암세포를 파괴할 수 있고 치료가 끝난 후에도 계속 암세포를 죽일 수 있습니다. 문제는 네크로시스가 암세포만 죽이는 것으로 멈추지 않는다는 것입니다. 네크로시스는 건강하고 유용한 세포 또한 죽입니다.

네크로시스 치료의 한 가혹한 사례를 보면, 한 여성은 항암화학요법 및 머리 전체에 방사선 치료를 받아 뇌종양을 제거했습니다. 하지만 치료가 끝난 후에도 그녀의 건강한 뇌세포는 계속 죽어 나갔습니다. 그녀의 남편은 아내가 수년에 걸쳐 점진적으로 정신이 황폐해져 가는 것을 묘사하며 "정말이지 느리고 고된 신경학적 죽음은 암으로 죽느니만 못하다."라고 결론지었습니다.

제8장 항암제의 위험성

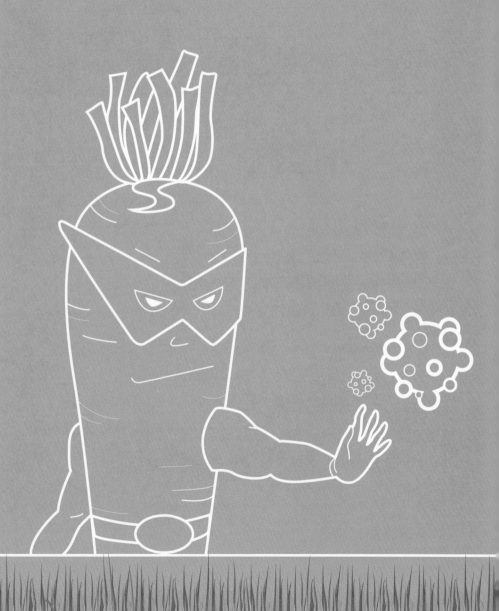

제 경험에서도 또 제가 얘기를 나눠 봤던 다른 사람들의 경우에서도, 의사들은 암 여행이 파국으로 치닫기 직전까지 열정적으로 항암을 제공합니다. 항암이 초래할 수 있는 손상, 실패할 수도 있는 이유, 성공 통계에 대한 의심을 논의하기엔 턱없이 모자란 채로 말입니다. 종양 전문의의 가장 수상쩍은 제안은 고식적 항암치료palliative chemotherapy 완화적 항암화학요법입니다. 치료는 못 하지만 종양의 크기를 줄여 수명을 연장한다는 항암화학요법 말이지요. 많은 환자가 평균적으로 얼마나 더 길게 수명을 연장하는지 묻지 않습니다. 이는 보통 몇 개월에 불과해 환자들이 묻지 않는 한 굳이 종양 전문의가 환자들과 공유할 필요는 없는 슬픈 소식일 뿐입니다. 영국에서 환자와 의사 간 고식적 항암화학요법에 대한 토론을 기록한 한 연구는 "대부분의 환자에게는 고식적 항암화학요법의 생존 이점에 대한 명확한 정보가 제공되지 않는다……."고 결론지었습니다.

고식적 항암화학요법은 소위 '보조적' 항암화학요법과 동일한 또는 거의 유사한 약물을 사용하며 유사한 부작용을 유발합니다. 환자들은 이 사실을 알지 못한 채로, 만약 충분한 정보를 얻었다면 내리지 않았을 결정을 내릴 수도 있습니다. 영국의 연구는 고식적 항암의 생존 이점이 미미하고 때때로 부작용이 수명을 단축한다고 지적했습니다.[1]

사전에서는 고식적 치료를 질병의 원인을 공격하기보다 오히려 통증을 완화하려는 치료 방법으로 정의합니다. 이론적으로 종양을 줄이면 고통도 줄일 수 있습니다. 하지만 영국의 또 다른 연구를 보면 치료가 거의 불가능해 고식적 항암 치료를 받은 환자의 43%가 독성과 통증으로 고통을 겪었습니다.[2] 4명 중 1명은 암 자체라기보다 항암 부작용으로 사망했습니다.

2012년 《뉴욕타임스》는 《임상 종양학 저널Journal of Clinical Oncology》에 발표된 암과 통증에 관한 연구 사례를 보도했습니다.

> 연구원들이 3,000명 이상의 암 환자들을 대상으로 설문한 결과 거의 3분의 2가 통증이 있거나 진통제를 복용하고 있다고 대답한 것을 발견했습니다. 대략 3분의 1은 증상을 완전히 치료하기 위해 더 많은 진통제가 필요하다고 느꼈습니다. 환자들이 종양 전문의를 만나고 한 달 후 연구원들은 환자들에게 통증에 대해 다시 물어보았습니다. 개선의 여지가 보이는 대신, 계속 통증을 겪고 있는 환자의 비율은 변함없이 그대로였습니다. 40% 이상의 암 환자들이 통증에 대한 적절한 치료를 받지 못했다는 것을 드러낸, 거의 20년 전의 연구와 경악스러울 정도로 닮아 있었습니다. 암 전문의의 3분의 1이 환자가 죽음을 몇 개월 남겨 두지 않았을 때야 최대한의 진통제를 제공했습니다.[3]

종양 전문의는 성공적인 치료의 척도로서 종양 반응(수축)의 중요성에 대해 납득시킵니다. 항암과 방사선은 대체로 일시적으로만 종양을 수축시키며 환자는 곧 효과는 덜한, 또 다른 항암 사이클이 필요하게 됩니다. 다른 약물들을 써가며 2번째, 3번째 항암 사이클을 계속 거치게 됩니다.

항암화학요법 및 항암 후 신약에 대한 환자들의 온라인 댓글을 보면 쇠약 현상에 대한 보고가 넘쳐납니다. 그러나 환자들은 대개 "하지만 종양은 줄어들었어요." 또는 "하지만 전 여전히 살아 있고요, 그럼 됐죠, 뭐." 라고 결론을 내립니다. 환자들은 치료를 희망했지만 그런 기대는 접어두고 대신 5년 전체생존율을 생각하도록, 또 5년 후에 실에 매달린 생명에 의지해 더 해로운 치료를 받고 있을 가능성에 자신들을 맡기도록 교육받아 왔습니다.

표준 치료가 암을 치료하는 경우는 드뭅니다. 생검과 수술은 전이를 일으킬 수 있습니다. 항암화학요법과 방사선은 암을 유발하고 치료에 저항력이 있는 암이 재발하거나 또는 수년 후 새로운 암이 생기도록 자극합니다.[4] 항암화학요법은 독약입니다. 우리 세포에는 독성에 대한 보호 기능이 내장되어 있습니다. 암세포이거나 정상 세포이거나 모든 세포 안에는 화학 약물을 퍼내는, 혈류로 다시 보내 몸 밖으로 배출시키는 펌프가 있습니다. 이 펌프는 항암화학요법이 계속될수록 더 효율적으로 작동합니다.[5]

많은 암 연구자가 방사선 내성과 항암 내성 문제를 연구하는 데 전념하고 있습니다만, 결과는 실망스럽기만 합니다.

방사선 또는 항암화학요법이 암세포를 공격하면 가장 취약한 세포는 빠르게 죽고 종양은 감소합니다. 불행하게도, 살아남은 튼튼한 세포는 대개 더 강해져서 종양이 다시 번식하도록 합니다. 이러한 치료들은 정상 세포에는 매우 독하기 때문에, 환자들은 치료 중 중간중간 휴지기가 필요합니다. 이러한 휴지기 동안 암은 쉬지 않고 자랍니다. 환자에게서 '최상의 결과'를 얻으려면 적어도 이상적인 권장 항암화학요법 용량의 85%는 요구되는

데[6] 대개 그렇게 많이 투여하는 것은 불가능합니다.

암 산업 통계는 항암화학요법과 방사선 치료를 받은 사람들이 거부한 사람들보다 오래 산다는 것을 보여 줍니다. 하지만 그게 사실일까요? 방사선과 항암 치료를 마치기 전에 사망한 사람들은 통계에 포함되지 않았습니다. 이 환자들이 항암을 하러 가는 길에 버스에 치여 죽었다면 제외하는 것도 공평할 테지요. 어쨌거나 그런 경우에는 5년 생존율에 도달하지 못한 것이 치료의 잘못이 아닙니다. 하지만 그들이 치료의 결과로 사망했다면 암 통계에도 그 사실을 반영해야 하지만 현실은 그렇지 않습니다. 암 치료로 인해 치명적인 질병을 얻은 사람들의 사망에 있어 대부분은 '암 치료로 인한 결과'라기보다 '폐렴' 또는 '심정지' 등이 사인이 됩니다.[7] 항암이나 방사선 치료를 하지 않았다면 더 오래, 그리고 더 행복하게 살았을지도 모릅니다.

암 환자들은 특정 약물에 대한 공식 통계가 더 긴 수명을 약속하는 것처럼 보이기 때문에 혹독한 항암과 방사선 치료를 받습니다. 종양 전문의는 주요한 연구에서 항암을 한 그룹이 하지 않은 그룹보다 2년 더 살았다고, 또는 그 외 다른 약물을 복용한 사람들보다 2달 반 더 살았다고 보고할 것입니다. 삶의 질에 대한 충분한 정보가 통계에 포함되는 경우는 드뭅니다.

개별 의약품에 대한 대부분의 임상 시험은 해당 의약품을 판매하는 제약회사가 자금을 지원합니다. 암 치료 신약으로 엄청난 수익이 창출되는 것을 고려할 때 임상 결과가 종종 조작되는 것은 놀라운 일이 아닙니다. 《신영국의학저널New England Journal of Medicine》의 전 편집자인 마르시아 엔젤 박사는 그녀의 저서 《제약 회사들은 어떻게 우리의 주머니를 털었나The Truth about Drug Companies: How They Deceive Us and What To Do About It》에서 "임상 시험은 여러 가지 방법으로 조작될 수 있으며[8], 늘 있는 일입니다."라고 했습니다. 최근 기사에서 그녀는 다음과 같이 썼습니다.

> 대부분의 의사는 어떤 식으로든 제약회사로부터 돈이나 선물을 받습니다. 유료 컨설턴트, 제약회사가 후원하는 회의의 연사, 제약회사 또는 그 대리인이 작성한 논문의 대필 저자 그리고 자신의 환자에게 약을 먹게 해 형식적인 정보를 제공하는 이름뿐인 '연구자'로서 말이지요. 여전히 많은 의사가 공짜 식사와 대놓고 주는 선물의 수혜자입니다. 게다가 제약회사는 전문 기관 회의와 의사 면허 유지에 필요한 지속적인 의료 교육의 대부분을 보조합니다.

> 제약회사가 의사에게 지불한 돈의 총액수는 아무도 모르지만, 미국 상위 9개 제약회사의 연차보고서를 보면 일 년에 수백억 달러에 이를 것으로 추산됩니다. 이러한 수단으로 제약산업은 의사가 자신들의 제품을 평가하고 사용하는 데 막대한 통제권을 획득해 왔습니다. 의사, 특히 저명한 의과대학의 선임 교수진과의 긴밀한 관계는 연구 결과 및 의료 행위, 심지어 병에 대한 정의에도 영향을 끼칩니다.[9]

어떤 경우에는 항암화학요법이나 방사선이 생존에 필수적일 수도 있습니다. 그러나 돈을 지불하기 전에 조사를 먼저 해보는 것이 현명할 것입니다.

제9장 당근은 위대한 해방자

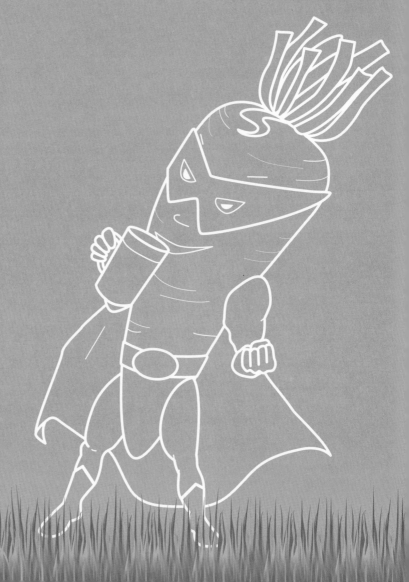

종양 전문의는 여러분에게 치료의 장기적인 성패 가능성, 효과 등 전체적인 그림은 생략한 오도된 진실을 말해 줄 수도 있습니다. 이렇게 축소된 진실로 인해 환자들은 알았다면 거부했었을 치료에 동의하게 될지도 모릅니다. 당근의 루테올린은 흔히 사용되는 2가지 약물의 부작용에서 환자들을 해방해 줍니다.

아바스틴Avastin에서 해방

6장에서 논의한 바와 같이 종양은 영양분을 공급해 줄 새로운 혈관을 생성하는 혈관신생을 자극할 수 있을 때만 커질 수 있습니다. 현재 세계에서 가장 많이 팔리는 약물인 아바스틴은 종양 혈관신생을 막기 위해 개발되었고 대개 이러한 목적으로 처방됩니다. 미국에서 환자 1인당 아바스틴 구매 비용은 연간 최대 10만 달러에 이릅니다.[1] 보험이 있는 환자라도 이 약물의 본인 부담 비용으로 인해 재정 파탄에 이르게 될 수도 있습니다.

평균적으로 아바스틴은 암 환자의 수명을 단지 2개월 연장할 뿐입니다. 이 약물은 종양 혈관신생을 억제하기도 하지만 건강한 혈관이 스스로 회복하는 것도 막습니다. 아바스틴은 장과 코에 구멍이 생기게도 하고 수술 부위의 회복을 억제하기도 하며 순환계를 손상할 수도 있습니다.[2] 《하버드 심장건강레터Harvard Heart Letter》는 아바스틴을 심장에 해를 끼치는 신약 목록 상위권에 올려놓았습니다.[3]

인 비트로^{생체 외} 및 동물 실험에서 루테올린이 혈관신생을 막는 것이 확인되었습니다.[4] 암 환자가 혈관신생을 억제하기 위해 루테올린이 풍부한 당근 주스를 마시는 게 훨씬 더 안전하고 또 저렴하기도 하지 않겠어요?

타목시펜^{Tamoxifen}에서 해방

유방암 환자 중 30%는 재발을 하고 70%는 그렇지 않습니다.[5] 종양 전문의는 어느 환자가 위험이 있는 30%에 속하고 어느 환자가 안전한 70%에 속하는지 알지 못합니다. 유방암의 재발을 막기 위해 의사는 모든 유방암 생존자에게 일반적으로 5년 또는 10년간 독한 타목시펜을 처방합니다. 타목시펜은 항에스트로겐 약물입니다. 몇몇 경우에서는 에스트로겐이 유방 세포에 작용해 세포 증식을 촉진할 수 있습니다. 종양 전문의들은 에스트로겐이 유방 세포에 작용하는 것을 막는 것이 암의 재발을 억제하는 데 도움이 될 거라고 믿습니다.

그러나 건강한 신체는 에스트로겐이 필요합니다.[6] 아바스틴과 마찬가지로 타목시펜도 도가 지나칩니다.

타목시펜 사용자들은 사고력 저하의 부작용을 보고했습니다. 2004년 세 그룹의 여성들, 즉 타목시펜을 복용한 그룹과 에스트로겐 보충제를 복용한 그룹 그리고 아무것도 복용하지 않은 그룹을 비교한 연구에서 타목시펜 복용자들은 어휘력 테스트에서 가장 낮은 점수를 받았고 뇌의 두 영역에서도 대사 저하가 나타났습니다.[7] 5년 또는 10년 동안 유방에 에스트로겐을 완전히 차단하는 것은 여러 가지 나쁜 결과를 초래합니다. 타목시펜과 그와 관련된 약물들은 정말 끔찍합니다. 에스크어페이션트닷컴 askapatient.com이라는 웹사이트에서 한 여성이 타목시펜이 그녀의 삶에 끼친 영향에 대해 다음과 같이 말했습니다.

> 밤에는 다리에 경련이 나고요, 매일 아침 일어날 때면 관절들이 쑤셔요. 2~3주째 되니 속이 메스껍고 운동을 조금만 해도 근육이 피로해요. 우울증에 매일 울고, 성격이 급해졌어요. 저나 제 가족이 이러한 부작용을 장기적으로 견뎌 낼 수 있을지 확신할 수 없네요. 암이 재발하지 않을 가능성은 커졌지만, 도대체 얼마만 한 대가를 지불해야 하는 걸까요?

로체스터대학교 의료센터University of Rochester Medical Center의 마크 노블Mark Noble의 연구에 따르면 환자들이 복용하는 양의 타목시펜에 이틀만 노출되어도 특정한 뇌세포, 즉 신경 신호가 제대로 전달되는 데 필요한 절연체인 수초를 만드는 데 필수적인 세포의 75%가 죽었습니다.[8]

《내츄럴 뉴스Natural News》의 2009년 기사는 타목시펜이 한 종류의 유방암에 대한 위험은 줄이지만 다른 더 위험한 유형의 유방암에 걸릴 위험에 빠지게 한다는 연구를 보도했습니다.[9] 페마라Femara, 아리미덱스Arimidex, 조메타Zometa 그리고 다른 타목시펜 대체재를 처방받은 유방암 환자들 또한 악영향에 시달립니다.[10]

루테올린은 유방에서 타목시펜보다 에스트로겐 수용체에 더 강력하게 결합합니다. 또한 건강에 아무 해도 끼치지 않고 세포 증식을 억제합니다.[11] 만약 종양 전문의가 타목시펜의 장기 복용이 더 심각한 암을 유발한다는 것, 또 루테올린이 아무 해도 끼치지 않으면서 암세포 증식을 억제한다는 것을 알게 되면 여성들에게 타목시펜을 처방하는 것을 중단하고 대신 루테올린이나 그냥 당근을 처방하게 되지 않을까요?

사람들은 아바스틴, 타목시펜 또는 타목시펜 대체재 중 하나를 처방받기 전에 이러한 약물들이 당근 주스보다 암을 더 잘 예방한다는 증거에 대해 의사에게 문의해 보아야 할 것입니다.

제10장 수익 창출의 퍼즐

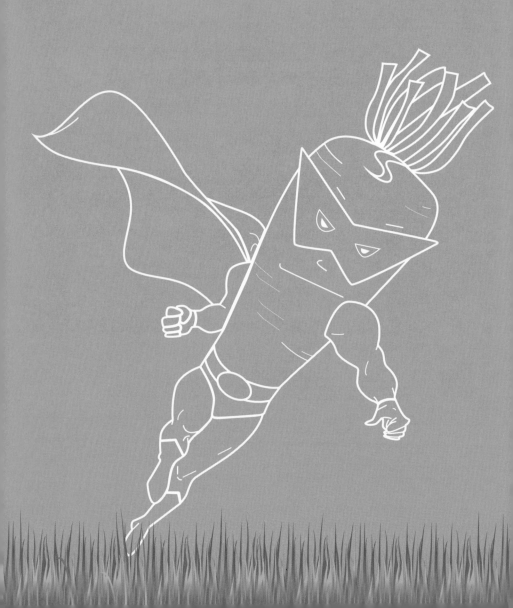

왜 종양 전문의는 혈관 신생 예방을 위해 매년 100,000달러나 들고 때로는 치명적이기도 한 아바스틴 대신 주당 15달러밖에 안 드는 당근 주스를 처방하지 않는 걸까요?

왜 종양 전문의는 당근 주스의 루테올린이 그렇게 효과적으로 작용하는데도 유방암의 재발을 막기 위해 당근 주스를 처방하지는 않는 걸까요? 타목시펜이 더 심각한 새로운 유방암을 촉진하는데도 왜 종양 전문의들은 '만일의 경우'를 위해서, 보다 '안전'하도록 5년 또는 10년 동안 타목시펜을 복용하라고 권유하는 걸까요?

아마 그들은 루테올린에 대해 들어 본 적이 없을 겁니다. 그들은 어쩌면 습관적으로 제약회사의 영업사원이 제안하는 약품과 종래 종양학 저널에서 광고하는 약품을 처방하는지도 모릅니다.

비싼 약품을 처방하는 데 종양 전문의의 이해관계가 얽혀 있어 쉽사리 그 약품을 신뢰해 버리는 면이 분명히 있습니다.[1] 2013년 미국 종양 전문의의 평균 연봉은 265,723달러였으며, 그들 중 돈을 가장 많이 버는 의사는 연간 685,000달러를 받았습니다.

미국 종양 전문의의 수입 상당 부분(종종 반 이상)은 항암화학요법 약물 판매에서 파생됩니다. 《뉴잉글랜드 의학저널New England Journal of Medicine》의 2011년 기사는 다음과 같이 설명했습니다.

다른 약물과 달리 항암화학요법 약물은 의사 사무실에서 사고 팔립니다. 40년 전 약물이 비교적 저렴하고 종양 전문의만이 그러한 독성 물질을 다루곤 했던 때부터 행해오던 관행이었습니다. 점차 싸게 사서 높은 가격에 팔아 병원 운영을 보조하고 경제적 이익을 극대화하는 비즈니스 모델로 진화되었습니다. 종양 전문의는 도매업자에게 약물을 구입해 값을 올려 사무실에서 환자(또는 보험사)에게 판매합니다. 종양 내과는 부수적인 의료 행위가 없는 전문 분야이므로 약물 판매 없이는 종양 전문의의 월급은 노인병 전문의보다 낮을 것입니다. 최근 수십 년 동안 종양 약품의 가격이 급등하였으며 오늘날 종양학 사무실 수입의 절반 이상이 항암제 판매에서 유래하는 것으로 추정됩니다.

2003년 이전에 메디케어Medicare 미국에서 65세 이상 된 사람에 대한 노인의료보험 제도는 평균 도매가격, 즉 제조업체가 설정한 규제되지 않은 가격의 95%를 종양 전문의에게 배상했습니다. 반면, 종양 전문의는 그 가격의 66~88%를 지불해 연간 16억 달러의 초과 지불금을 받았습니다. 감당할 수 없는 비용 증가 폭을 둔화시키기 위해 메디케어현대화법률Medicare Modernization Act이 시행되어, 공공의료보험 운영관리기구Centers for Medicare and Medicaid Services, CMS가 시술 비용을 지불할 때 평균 판매 가격에 6%만 추가해 배상하도록 했습니다. 이러한 방침은 약물 지불금뿐만 아니라 제네릭 의약품복제약에 대한 수요도 감소시켰습니다. 몇몇 경우에는 배상하는 금액이 집행하는 비용보다 적었습니다. 예를 들어 카보플라틴 한 병의 가격은 125달러에서 3.5달러로 떨어져 6% 지불하는 것을 의미 없게 만들었습니다. 따라서 일부 종양 전문의들은 마진이 높은 브랜드 있는 의약품으로 전환했습니다. 5,824달러의 6%를 받는 아브락산Abraxane을 사용할 수 있는데 왜 굳이 312달러의 6%를 받는 파클리탁셀Paclitaxel을 사용하겠습니까?[2]

만약 당신이 종양 전문의라면, 아바스틴를 처방하고 일 년에 수십만 달러의 6%를 받을 수 있는데 아무런 수수료도 받지 않는 당근을 처방하겠습니까?

만약 당신이 암 환자인데 당신의 종양 전문의가 아바스틴 또는 아브락산을 처방해서 만 달러 이상의 비용이 든다는 것을 알게 되었다면, 종양 전문의에게 당신이 그만한 비용을 부담할 형편이 안 된다는 것을 설명해도 됩니다. 의사는 아마 더 저렴한 대체 약품을 찾아 줄 수 있을 것입니다.

연구에 따르면 제약회사의 감사 표시, 근사한 식사 및 특혜는 종양 전문의의 처방에 중요한 역할을 합니다. 이 주제에 대해 조사했을 때 종양 전문의들은 모두 다른 동료들은 이러한 판촉 활동에 동요되지만 그들 자신은 그렇지 않다고 대답했습니다.[3]

《유방암의 진실: 잘 알려지지 않은 유방암의 실체What Your Doctor May Not Tell You About Breast Cancer》의 저자인 존 리 박사Dr. John R. Lee, M.D.는 모든 암에 대한 의료계의 접근 방식에 해당하는 다음과 같은 의견을 제시합니다.

> 정작 유방암의 치유, 의료 연구 및 의료 정보의 지원에는 소홀한 의사들의 사고방식은 매우 실망스럽습니다. 왜냐하면 그들은 오직 약을 더 판매하려는 한 가지 아젠다를 가진 대형 제약회사에 의해 상당 부분 좌지우지될 게 뻔하기 때문입니다. 제약 산업이 이제 의료 교육과 연구에 큰 영향을 미친다는 사실이 유방암 치료에 대한 의사의 신념과 태도의 근저에 자리잡고 있습니다. 최근 《미국의학협회저널 Journal of the American Medical Association》은 의과대학 기금의 31%가 정부 및 제약회사의 보조금에서 충당된다고 보고했습니다. 우리는 이것이 아주 과소평가된 거로 생각합니다.

> 또한 제약회사의 자금은 의료 연구의 숨은 원동력으로써 선택된 연
> 구에 큰 영향을 미칩니다. 예를 들어 특허를 취득할 수 있는 약물이,
> 자연에서 발견되어 특허를 취득할 수 없는 약물과 자금을 놓고 경쟁
> 한다면 경쟁 자체가 필요 없습니다. 자연에서 발견된 약물이 페니실
> 린 이래의 획기적인 돌파구가 될지라도 특허 약물이 경쟁에서 승리
> 하고야 맙니다.4

종양 전문의는 천연 원료와 그것이 암에 미치는 영향에 대해 잘 알지 못하겠지만 대형 제약사는 잘 알고 있으며 그 천연 원료에서 추출할 수 있는 특허 성분에 대해 매우 관심이 많습니다. 《영양 저널Journal of Nutrition》이 보고하기를 분리된 성분은 온전한 식품만큼 치료에 효과적이지는 않습니다. 하지만 제약회사는 식품 자체나 완전히 천연인 제품은 팔 수 없습니다. 호르몬 대체 요법으로 천연 프로게스테론progesterone을 쓸 수 있음에도 암을 유발하는 프로게스틴progestin을 더 홍보하는 이유이기도 하지요. 수십 년 후 언젠가, 제약회사는 당근에서 추출해 교묘히 바꾼 화합물을 캡슐이나 크림으로 만들어 대대적으로 홍보할 것입니다. 당신에게 좋을 수도 있고 안 좋을 수도 있지만, 가격이 비쌀 것임이 틀림없습니다. 기다리지 않는 것이 좋습니다.

당신은 지금 당장 당근 주스를 마시고 얼마나 이로운지 알 수 있으니까요.

제11장 결정하기

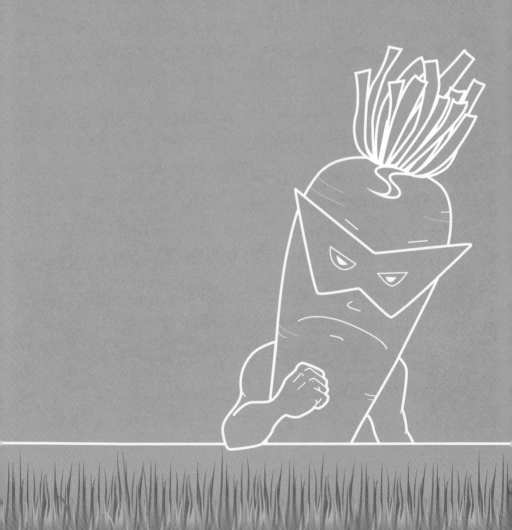

자신과 면담하기

대부분의 종양 전문의는 예전 및 최신의 기존 치료를 정당화하며, 종종 효과가 없을 때도 있지만 그런 경우에는 어차피 다른 방법도 소용없다고 주장합니다. 항암과 방사선이 신체에 장기적이고 영구적인 손상을 입히거나 심지어 수년 후 새로운 암을 유발할 수 있다고 그들도 인정합니다. 하지만 그들은 바로 지금을 걱정해야 한다며 몇 달 후 또는 몇 년 후 얻을지 안 얻을지도 모르는 암을 걱정하기보다는 현재 있는 암을 멈추게 하는 것이 더 나을 거라고 합니다. 시간은 어김없이 흘러가고 항암과 방사선이 당신을 기다리고 있고 당신의 종양 전문의는 당신을 위한 치료 계획을 준비해 놓았습니다.

진단받는 그 순간이 정말 위급한 상황일까요? 대개는 그렇지 않습니다. 필시 당신의 암은 오랜 기간 자라왔을 테고 몇 시간 안에 당신을 죽이지는 않을 겁니다. 아마도 당신은 제안된 치료를 수락하기 전에 며칠간 또는 그 이상 심사숙고하며 조사해 볼 시간이 있을 것입니다.

의사와 면담할 때 물어볼 것이 많을 겁니다. 하지만 먼저 자신을 면담하는 것이 현명할 것입니다.

암에 대한 무시무시한 통계에 직면했을 때 우리에게 일어나는 첫 번째 충동은 의사가 권장하는 모든 치료를 받아들여 예외 사례의 하나, 즉 치료에 성공한 운 좋은 환자 중 한 명이 되는 것일 겁니다. 하지만 살려는 우리의 결의의 상당 부분이 공포, 즉 죽음에 대한 두려움에 물들어 있다면 이로 인해 우리는 제대로 생각하기가 힘들 수도 있습니다.

수년 전, 저는 우연히 영국 작가 서머싯 몸Somerset Maugham의 명언을 보게 되었는데 그의 명언은 저 자신과 제가 내린 결정에 많은 변화를 불러왔습니다. 서머싯 몸이 말하길 "인생에 대해 우스운 점 한 가지는, 만약 당신이 최선이 아니면 받아들이지 않겠다 하면, 아주 흔히 그것을 얻게 된다는 점이다It is a funny thing about life; if you refuse to accept anything but the best, you very often get it."라고 했습니다.

암에 걸렸을 때 저는 최선의 결과를 원했습니다. 3년 더 살 수 있는 것도, 4년 동안 치료하고 2년 후 새로운 암이 찾아오는 것도 원치 않았습니다. 저는 치유를 원했습니다. 최선의 결과가 아니면 죽음을 받아들일 준비도 되어 있었습니다. 다른 사람들에게도 올바른 선택이라는 말은 아닙니다. 암은 대부분 개인의 성격과 생활 환경, 특히 나이에 달려 있습니다. 하지만 종종 우리가 정말 원하는 것보다 적게 받아들이도록 자신을 옭아맬 때면 우리는 최선을 위한 기회를 잃게 됩니다.

죽음의 현실을 직시하는 것은 우리가 진짜 누구인지, 인생에서 무엇을 원하는지, 우리 앞에 남은 시간을 어떻게 살고 싶은지를 분명히 해 줍니다.

암 진단을 받으면 의사와 면담하기 전에 먼저 자신과 면담하세요. 자신에게 정말 최선인 방법으로 암을 다루겠다고 다짐하세요. 두려워하지 마세요. 두려워하면 당신은 패배할 것입니다. 위험을 완전히 받아들이면 더 잘 대처할 수 있습니다. 미국에서는 대부분의 사람이 죽음 빼고는 인생의 모든 것을 준비합니다. 하지만 최상의 삶을 살려면, 마지막 도전을 인식하고 준비해야 합니다.

미리 준비해 놓았다면 더 이상적일 테지만, 그렇지 않다면 암 진단을 받자마자 유언장 및 사전연명의료의향서, 그리고 연명의료계획서POLST 미국의 일부 주만 해당를 준비하세요.[1] 당신이 의사 결정을 할 수 없을 때 당신을 위해 건강 관련 결정을 내릴 법적 건강관리대리인을 지명해 두세요. 이러한 서류를 손에 닿기 쉬운 곳에 보관하고 당신이 아끼는 사람들에게 그 서류가 어디에 있는지 일러두세요. 사랑하는 사람들에게 당신이 얼마만큼의 치료를 원하는지, 어떤 치료를 원치 않는지, 그리고 암을 멈출 수 없다면 언제 기존 치료를 끝내길 원하는지 확실히 일러두세요(미국에는 당신이 더 쉽게 자신의 가치를 탐구하고 가족들과 나눌 수 있도록 도와주는 더컨버세이션프로젝트The Conversation Project라는 재단이 설립되어 있습니다).[2]

당신이 가족에게 당신의 의사를 명확하게 밝혀놓지 않으면, 당신이 스스로 의사 표현을 할 수 없는 때가 와서 당신이 정말 원하는 것에 대해 당신이 사랑하는 사람들이 서로 심각한 의견 차이로 영영 사이가 벌어질 수 있습니다.

표준 치료에 대한 평가는 당신의 나이에 따라 다를 것입니다. 만약 당신이 삼십 세이고 잠재적으로 치명적인 암이 있어서 아픔을 무릅쓰고 혹독한 치료를 받아 암을 제거했다면 당신은 45년의 생을 더 얻게 될 것입니다. 잠재적으로 얻을 큰 보상을 위해 당신은 심각한 위험을 감수합니다. 만약 당신이 일흔이고 똑같은 치료를 받는다면 치료 합병증으로 장애를 가질 위험이 삼십 세보다 더 큽니다. 게다가, 45년의 추가 수명이라는 대박도 당신에게는 해당하지 않습니다.

나이 일흔에는 기대 수명이 약 10년입니다. 당신이 일흔에 암을 물리치고 재발 우려를 거의 0%로 낮추는 데 성공했다고 가정해 봅시다. 하지만 치료는 삶의 질 또한 거의 0으로 떨어뜨렸고 당신은 곧 폐렴으로 죽습니다. 암 치료를 위해 희생했는데 도대체 무엇을 얻었습니까?

당신의 나이가 얼마가 되든 자신과 면담할 때 얼마나 많은 치료를 원하는지 자신에게 물어보세요. 신체적 고통과 재정 비용 면에서 치료를 위해 얼마나 지불하시겠습니까? 당신은 당신의 가족 구성원들이 당신에게 좀 더 오래 살 수 있는 모든 기회를 주기 위해 집을 저당 잡히고 빚을 떠안게 되는 것을 원합니까? 삶의 질이 현저히 저하되더라도요? 당신이 비교적 상태가 좋고 이러한 문제들과 씨름할 힘이 있을 때 이러한 질문들에 답해 보세요. 당신에게 중요한 모든 사람에게 당신의 결정을 알리고 서면으로 작성해 놓으세요. 당신의 의료 관리 선택을 의료적, 법적 구속력이 있게 하려면 어떤 서류가 필요한지 법률가에게 자문하세요.

인터넷을 이용하여 자료 조사하기

일단 '오직 당근'만 시도하기로 하면 암 치료에서 당신이 고려할 사항이 눈에 띄게 간결해지고 아마도 당신은 수천 달러를 절약하며 병도 고침을 받을 것입니다. 반면 당근을 포함하여 어떤 암 치료든 관심이 있다면 직접 조사해 보세요. 조사하는 방법은 아래와 같습니다.

당신의 첫 번째 관심사는 표준 암 생존율 통계가 당신의 수명을 어떻게 예측하는지 알아내는 것일 겁니다. 그러한 정보를 얻기 위해서는 당신이 앓고 있는 암의 종류와 병기, 그리고 표시된 기간에 암이나 다른 사유로 죽지 않은 사람을 포함하는 수치인 전체생존기간을 검색어로 입력해야 합니다. 결과를 볼 때는 그 수치가 수술 및 항암과 방사선 치료를 수락한, 아마도 암에 대하여 식이 개선의 조언을 받지 않은 사람들에 거의 전적으로 기초해 있다는 것을 명심하세요. 이 책을 통한 암 교육으로 당신은 통계에서 보이는 것보다 더 나은 결과를 얻게 될 것입니다.

다음 관심사는 대체 치료법에 대한 조사일 것입니다. 만약 당신이 아사이베리를 이용해 암을 치료하는 데 관심이 있다면 인터넷 검색창에 '아사이베리'와 '암 사기'를 입력하세요. 그다음에는 '아사이베리'와 '암 치료'를 검색하세요. 주어진 치료에 대한 찬성과 반대 의견을 읽고 검토해 보세요. 가장 최근의 자료를 얻고 싶다면 먼저 2013이나 2014와 같은 날짜를 검색 질의에 추가하세요. 구글을 사용하면 한 번 검색할 때 32단어까지 입력할 수 있습니다.

요컨대 당신이 사라 스미스의 '슬래머' 전자기 치료(실재하는 치료가 아닌 예를 들기 위해 필자가 지어냄)를 고려한다고 합시다. 당신은 친구에게 사라에 대해 듣고 그녀에 대해 더 알고자 할 것입니다. '사라 스미스'를 '슬래머', '암 치료' 및 '불만' 또는 '사기' 등의 단어와 같이 검색해 보세요. 그러고 나서 사라를 '치료'라는 단어와 함께 다시 검색하세요. 만약 그녀가 캘리포니아 대학교에서 생화학 박사 학위를 받았다고 하는 웹사이트를 보게 되면 학위를 확인해 보세요. 만약 그녀가 슬래머 테크놀리지 스쿨 졸업장이 있다는 글을 보게 되면 구글에서 슬래머 테크놀리지 스쿨과 암 치료를 찾아본 후 슬래머 테크놀리지와 불만 또는 사기를 다시 검색해 보세요(당신은 또한 사라의 치료에 대해 구시대 방식으로 조사할 수도 있습니다. 사라에게 치료받은 사람들에게 직접 물어볼 수 있도록 사라에게 참고인들과 그들의 전화번호를 요구하세요. 당신이 듣는 말이 단지 희망에 불과하거나 플라시보 효과^{placebo effect 가짜약 효과, 실제로 아무 효과가 없는 것인데도 마음가짐에 따라 효과가 나타나는 것}가 아닌 지속적인 결과임이 분명하도록 보다 오래전에 상담받았던 사람들을 소개해 달라고 부탁하세요. 그녀의 고객들과 이야기를 나눌 때 "사라는 훌륭해요!"라는 대답만이 아니라 자세한 치료 방법에 대한 설명을 요청하세요. 언제 진료를 받았고 얼마나 오래 진료를 받았는지? 현재 암의 상태는 어떤지 등에 대해 말입니다).

만약 당신이 암에 걸리면 당신의 주치의는 가까운 병원의 암 전문의에게 연결해 줄 것입니다. 병원의 질에 대해 걱정이 된다면, 당신이 전원하게 될 병원에서의 경험이 어땠는지 친구들에게 물어보면 도움이 될 것입니다. 또한 인터넷에 병원 이름과 환자 리뷰라고 쳐서 검색해 볼 수도 있습니다. 미국에서 병원의 질에 대해 알아보는 제일 좋은 방법은 간호사들이 특정한 병원의 근무 조건에 대해 서로 조언해 주는 미국 간호사 웹사이트인 올널시즈 닷컴allnurses.com을 찾아보는 것입니다. 간호사들이 인력과 장비가 부족하다고 말하는 곳은 피해야 합니다.

기업형 병원 체인점은 한 푼이라도 더 끌어모으려고 무자비하게 환자들을 쥐어짜고 있으며 의사들도 그러한 방침에 따라야만 합니다. 그렇지 않으면 직장을 잃게 됩니다. 그중 하나인 헬스 메니지먼트 어소시에이츠Health Management Associates, HMA 미국 영리병원의 하나는 메디케어 부정 청구로 미국 법무부에 의해 고소를 당했습니다. 수입을 증가시키기 위해 HMA는 의사들에게 메디케어 보험을 적용받는 사람들을 입원시킬 것을 강요했습니다. 전혀 건강에 문제가 없었는데도 말이지요. 법무부가 엄청난 벌금을 부과하긴 했지만, 병원 수익이 워낙 막대해서 사업상의 미미한 비용에 불과했습니다.[3] 현재 HMA는 더 큰 체인인 커뮤니티 헬스 시스템즈

Community Health Systems에 매각되었습니다.

　종양 전문의에 대해 알아보려면, 친구들 또는 인터넷으로 평판이 어떤지 확인해 보세요. 당신이 윌리스 웰니스라는 종양 전문의와 막 상담하고 그 사람에 대해 알아본다고 합시다. 누군가 의료 과실로 그 사람에 대해 고소를 한 적이 있는가요? 많은 의사가 부당하게 고소를 당하긴 합니다만 인터넷에 의사 이름과 '환자 리뷰', '의료 과실', '불만' 혹은 '소송' 같은 단어를 함께 검색한다고 해서 나쁠 건 없습니다.

　의사가 제약회사로부터 보수를 받기 때문에 편향된 것 같다고 의심된다면 공익을 위한 언론사인 프로퍼블리카 ProPublica에서 한번 찾아보세요. 저는 오리건주 포틀랜드의 제 종양 전문의와 외과 전문의를 찾아봤는데 그분들은 그런 돈을 받고 있지 않았고 그래서 더욱 신뢰하게 되었습니다.

　개별 약물의 부작용에 대해 알아보려면 이러한 약물들이 열거된 웹사이트를 방문하세요. 예를 들어, 의사가 시스플라틴 Cisplatin을 추천하면 '가격'과 '부작용'이라는 단어와 함께 약 이름으로 검색해 보세요. 부작용은 귀울림부터 청각 소실, 평형감각 상실, 보행 실조에 이르기까지 다양하며 매우 끔찍할 수도 있음을 알게 될 것입니다. 그 후 '평형감각 상실 비율' 또는 염려되는 다른 부작용의 비율을 찾아보세요. 뒤이어 당신이 앓고 있는 암의 종류와 '시스플라틴 대체재'를 같이 찾아보면 유용할 것입니다. 대체재로 어떤 것이 처방되고 또 그 약의 부작용은 무엇인지 알게 될 것입니다. 에스크어페이션트닷컴^{Askapatient.com}, 웹엠디닷컴 ^{webMD.com}, 드러그즈닷컴^{drugs.com}, 알엑스닷컴^{rx.com} 외 다른 웹사이트 는 암 관련 약물에 대한 환자들의 자세한 경험 보고서를 제공합 니다. 평을 하는 사람은 대체로 약물에 보통보다 더 나쁘게 또는 더 좋게 반응하는 사람이라는 것은 사실입니다. 하지만 그들을 평가절하하지 마세요. 당신 또한 치료받을 때 그와 같은 반응이 나타날 수도 있습니다.

특정 치료로 얼마나 많은 사람이 피해를 보았는지 가늠하려 면 약물 이름과 '독성 등급' 및 '임상 연구'를 같이 입력해 특정 약 물의 임상 연구를 찾아보세요. 종양학 연구에서 약물 독성은 1등 급(부작용 없음)에서 5등급(사망)으로 나뉘어 있습니다. 만약 3 등급 이상이 많다면 당신이 보고 있는 그 약물은 당신에게 치명 적일 수도 있습니다. 종종 제조업체의 임상 시험에 근거해 약물 이 승인된 후, 이후의 개별 연구에서 이전 시험에서보다 더 높은 수준의 독성을 나타내기도 합니다.

일부 과학 저널은 기사를 보는 데 비용을 청구합니다. 공립 도서관 및 대학교 도서관은 여러 저널을 구독해서 독자들이 무료 로 읽을 수 있도록 제공하고 있습니다. 이러한 도서관에서 조사 하면 관심 있는 연구 자료를 읽는 데 비용을 지불하지 않아도 됩 니다.

만약 당신이 이러한 종류의 연구를 수행할 만큼 힘이 있거나 건강하지 않고 또 컴퓨터를 잘 알지 못한다면 친구에게 부탁해 보세요.

의사와 면담하기

갑자기 암 진단을 받으면서 당신은 의사의 말을 잊어버리거나 잘못 기억하거나 잘못 해석할 수도 있습니다. 그러니 혼자 의사를 만나지 마세요. 의사와 진료 예약이 있을 때는 항상 가족이나 친구를 데려가세요. 침착하고 메모를 잘하는 사람을 고르세요. 당신이 이해하지 못하는 용어가 있으면 의사에게 설명해 달라고 하고 나중에 찾아볼 수 있게 철자를 물어보세요. 당신에게 제안된 치료의 위험성을 명확히 이해해야 합니다. 당신의 암에 대한 연구를 세세하게 읽어 보고 익숙하지 않은 용어는 정의를 찾아보세요. 의사와 면담할 때마다 디지털 녹음기를 가져가서 당신이 세세히 파악했는지 나중에 전체 대화를 들어 보세요.

자연 치료를 먼저 시도하기로 했다면 종양 전문의에게 처음 진료받을 때 명확히 밝히세요. 당신의 상태가 기존 치료법으로 전환하기 전에 8주 정도 기다릴 여유가 있는지 물어보세요. 만약 당신의 종양 전문의가 자연 치료를 극구 반대한다면, 자연 치료에 관심이 있는 종양 전문의로 변경해 달라고 요청하세요. 당신은 당신을 지지하고 이끌어 줄, 또는 최소한 당신의 선택을 존중하고 경청해 줄 수 있는 종양 전문의가 필요합니다. 종양 전문의에게 루테올린, 펠캐리놀 및 당근의 암 관련 연구에 대한 정보를 알리면 당신의 선택에 대한 전문적인 지원을 받는 데 도움이 될 것입니다.

당신은 환자로서 치료에 대해 사전 동의를 합니다. 이는 단순히 "여기에 서명하세요."를 의미하는 것이 아닙니다. 사전 동의에 대해 법적으로 요구하는 절차는 당신을 보호하기 위해 존재합니다. 안내받을 때 당신은 제안된 치료의 목적과 치료 성적에 대해 듣게 됩니다. 당신은 모든 부작용에 대해 이해해야 합니다. 얼마나 자주 발생하고, 어느 정도 심각할 수 있으며, 얼마나 오래 지속되는지를 말입니다. 또 얼마나 많은 환자가 치료를 마치기 전에 중단하는지도요. 치료 기간은 물론이고 아무것도 안 할 경우를 포함해 대체 요법과 비교하면 어떤지에 대해 들어야 합니다.

당신이 항암이나 방사선을 고려한다면 식욕에 미치는 영향에 대해 문의하세요. 앞서 언급한 바와 같이, 암 환자의 80%가 치료 중 영양실조에 시달립니다.[4] 필수적으로 최대한 영양을 섭취해야 할 시기임에도 환자들은 먹고 싶지 않거나 먹을 수가 없습니다. 항암은 대개 메스꺼움, 음식의 신 금속 맛 및 식욕 부진을 야기합니다. 방사선은 당신의 목을 심하게 태워 병원에 입원해서 정맥으로 영양을 공급받아야 할 수도 있습니다. 국립암연구소 National Cancer Institute에 따르면 암 환자의 20~40%가 암 자체가 아닌 영양실조와 관련된 원인으로 사망한다고 합니다.

블록통합암치료센터 Block Center for Integrative Cancer Treatment의 병원장인 케빈 블록 박사 Dr. Kevin Block는 "불행히도 환자에게 먹고 싶은 것

은 무엇이든 먹으라고 제안하는 기존의 의학적 조언이 사실은 환자의 암을 키우거나 영양실조를 촉진하며 치료를 견딜 수 없게 하는 데 일조하고 있습니다."라고 지적합니다.

만약 당신이 기존 치료법을 사용하기로 했다면, 가급적 신선한 당근 주스를 최소한 5잔 정도 매일 병행하면 더 좋은 효과를 볼 수 있습니다. 당근의 효과는 당신에게 좋을 수밖에 없습니다. 당근은 항염증제이기 때문에 당신의 암을 치료하지 않더라도 당신의 몸이 좋아지는 데 도움을 줄 것입니다. 나중에 더는 할 필요가 없거나 원치 않는다고 해도 그것으로 인해 잃을 건 아무것도 없을 겁니다. 머리카락도, 기억력도, 또는 당신의 직업도요.

병이 악화하면 의사에게 적절한 진통제가 필요하다고 말하고 어떻게 대처해야 하는지 자세히 알아보세요. 국립암연구소에서는 진통제의 종류, 비용 및 보험 적용에 대한 자세한 정보를 제공합니다. 마약 중독자에게 진통제를 판매하는 것을 방지하기 위해 미 마약단속국US Drug Enforcement Agency은 의사의 처방전을 추적합니다. 의사들은 다른 무엇보다 마약단속국과의 문제를 피하고자 진통제가 필요한 환자들에게 비교적 강도가 낮은 약을 처방합니다. 더 강력한 진통제를 요구하는 사람은 얻을 것이지만 요구하지 않는 사람은 얻지 못할 것입니다.[5]

스스로 결정을 내리거나 2차, 3차 의견을 구할 충분한 시간을 가지세요. 당신이 얻은 정보가 모순되거나 혼란스러우면 명확해질 때까지 충분히 질문하세요. 의사가 얼버무리는 듯하거나 당신을 재촉하는 듯하거나 의사라기보다 판매원 같다는 느낌이 들면 다른 의사를 찾아보세요. 당신은 자신에게 피해를 줄 것으로 생각되는 치료는 어떤 것이라도 거부할 권리가 있습니다. 당신의 의사는 본인이 제안하는 어떤 치료든 그 이점을 분명하게 정당화시킬 수 있다는 점을 명심하세요. 도대체 그러한 이점들의 증거는 무엇입니까?

당신의 종양 전문의가 임상 연구의 통계를 인용하는 경우 그 연구 그룹이 당신과 어떻게 비교되는지 물어보세요. 그들이 당신의 나이였는지? 그들과 똑같은 결과가 나올 가능성이 있는지? 종양 전문의의 경험에 비추어 볼 때 당신이 앓고 있는 암이 재발 없이 치료에 반응하고 완치되는 빈도가 어떤지 물어보세요. 만약 실망스러운 정보를 얻거나 아무것도 얻지 못한다면, 그럴 때야말로 당신이 자연 치료를 선택해야 할 때입니다. 암 통계에서 가장 주목받는 것은 5년 생존율입니다만, 2년, 3년, 또는 10년 생존율에 대해서도 물어볼 수 있습니다.

이러한 통계에 관해 종양 전문의에게 물어볼 때 구별해야 할 중요한 용어들이 있습니다. 예를 들어, '절대 생존absolute survival'은 암 유무와 관계없이, 그리고 삶의 질과 무관하게 5년 후에도 살아남은 특정 암 환자의 비율입니다. '절대 생존'보다 당신이 아마 더 신경 써야 할 것은 5년 후 암에서 해방될 가능성입니다. 바로 '무병생존기간disease-free survival'입니다.

당신은 종양 전문의에게 "제가 치료 과정을 완수한다면 5년

무병생존할 가능성이 얼마나 됩니까?"라고 물어보는 게 좋을 겁니다(여기서 '무병'이란 암 치료로 야기된 병을 포함한 다른 질병이 아니라 암이 없다는 것을 말합니다. 전체생존율over-all survival에 관해 물어볼 수도 있는데 이는 주어진 기간에 모든 사망 원인을 극복하고 살아남을 가능성을 말합니다).

당신은 또한 상대적인 숫자인 '5년 상대생존율five-year relative survival'에 관해 물어보는 것이 좋을 겁니다. '상대생존율'은 특정 기간 암 환자가 암을 가지고 또는 암이 없이 생존할 가능성을 동일 연령의 암 환자가 아닌 일반인들의 5년 평균 생존율과 비교하는 데 사용되는 용어입니다.

당신이 나이가 많은데 당신의 종양 전문의가 "치료를 받으면 통계에 비추어 당신의 5년 상대생존율은 90%입니다."라고 했다고 칩시다. 이 수치는 당신의 비교 대상인 암 없는 인구 그룹의 기대 수명이 얼마 남지 않았기 때문에 고무적으로 들리는 것일 뿐입니다. 그 90%라는 것은 예를 들자면 암이 없는 사람들이 지금부터 5년간 생존할 가능성이 30%라고 한다면, 만약 당신에게 제안된 항암이나 방사선을 받으면 당신의 5년 생존율은 27%라는 의미입니다. 암이 없는 사람들이 지금부터 5년간 생존할 가능성이 단지 3% 더 높을 뿐입니다. 당신의 수명을 3% 더 올리자고 치료를 받는 것이 그럴만한 가치가 있을까요?

암 치료의 위험과 이점을 수학적으로 평가하는 것에 대한 한 연구에서는 다음과 같이 결론지었습니다.

나이가 많은 환자는 사망에 이르는 여러 경쟁 위험이 있으므로 새로운 진단이 수명에 미치는 절대적인 영향이 종종 상대적으로 작습니다. 따라서 완벽한 치료에서도 생존 가능성이 작을 수 있습니다. 또한 어떤 치료법도 완벽하지는 않으며 나이가 들면서 치료 위험이 증가하는 경우가 많습니다. 노인의 경우 경쟁 위험의 부담이 많고 치료와 관련해 합병증 발생 비율이 높은 복합적 요인이 수많은 치료 개입의 순수한 혜택을 감소시키는 데 일조합니다. 나이가 어린 환자와 비교할 때 노인은 효과가 더 분명한 치료만 요청해야 하고 치료에 착수하기로 동의하기 전에 되도록 더 적은 합병증만 용인해야 한다고 저희는 결론 짓습니다.[6]

당신의 몸과 삶을 망가뜨리기 전에는 포기 못 할 특정한 치료로 더 나은 미래를 약속하는 누구의 약속에도 현혹되지 마세요. 명상과 긍정적 상상 기법visualization techniques을 사용하면 당신의 소망과 자기 자신에게 집중하는 데 도움이 됩니다. 어떤 진단을 받았든 당신은 매 순간 최선을 다해 살기를 결심할 수 있고 또 그렇게 살 수 있습니다.

암 치료와 당신의 지갑

대부분의 미국 의료기관은, 심지어 비영리기관일지라도, 이익을 내기 위해 존재합니다. 미국에서 의료서비스는 너무도 큰, 거대한 사업으로 변모했습니다. 스트라이크뎃StrikeDebt이라 불리는 단체는 이러한 상황에 관해 설명하며 "민간 의료서비스는 다른 모든 사람의 돈으로 몇몇 사람들, 즉 보험회사, 사모펀드 회사, 제약회사, 채무징수업자debt collectors 및 글로벌 투자자들의 배만 불리고 있습니다."[7] 라고 했습니다.

다른 많은 산업과 마찬가지로 미국의 의료서비스는 판매량을 늘리기 위해 더 많은 제품은 물론 더욱 설득력 있는 제품 판매 수단 개발에 박차를 가하고 있습니다. 모든 제품이 구매할 가치가 있는 것은 아닙니다. 최근 인터뷰에서 하버드 의과대학Harvard Medical School의 안젤로 볼란데스 박사Dr. Angelo Volandes는 이렇게 말했습니다.

> 의료서비스와 관련한 논의에서, 우리는 소용없는 치료, 낭비성 치료, 헛된 치료에 대해 많이 들어 왔습니다. 우리가 고민스러운 것은 원치 않는 치료입니다. 이게 더 염려스럽습니다. 피할 수 있는 치료가 아닙니다. 부당한 치료입니다. 제 생각에 오늘날 미국이 직면한 가장 시급한 문제는 사람들이 더 자세히 알았더라면 원하지 않았을 의료 개입을 받는 것입니다. 그런 일은 항상 일어납니다.[8]

미국암학회American Cancer Society 부회장이자 《우리는 어떻게 해를 끼치는가? 한 의사가 미국에서 환자가 되는 것에 대해 폭로하다How We Do Harm: A Doctor Breaks Ranks about Being Sick in America》의 저자인 오티스 브롤리 박사Dr. Otis Brawley는 미국 의료서비스 시스템이 "미묘하게 손상되었다."고 합니다. 변화가 필요하며 그 일을 해내는 것은 오직 충분한 정보를 얻은 대중들, 바로 우리들이라고 그는 말합니다. 한 연설에서 그는 과학 기자들에게 다음과 같이 말했습니다.

> 우리는 과학을 이해하고 제대로 인정해야 합니다. 일반 대중이 의사에게 과학을 제대로 인정하고 의사의 권고와 결정이 타당함을 증명하도록 요구하기 전에는 의료서비스 시스템의 발전은 없을 것입니

다. 우리는 의심 많고 학식 있는 소비자가 필요합니다. 우리는 의료
서비스를 베스트바이**Best Buy** 미국 전자제품 및 소프트웨어 전문 소매업체에서 TV를
사는 것과 똑같이 생각하며 약품을 소비하는 사람들이 필요합니다.[9]

미국에서 개인 파산의 62%는 의료 비용으로 인해 야기되었
습니다.[10] 치료 비용으로 인해 파산한 사람 대부분은 의료보험이
있는 중산층 미국인입니다. 건강보험개혁법Affordable Care Act에도 불
구하고, 대부분의 '저렴한' 보험은 공제금액deductibles 보험 적용을 받지 못하는 병
원비이 높습니다. 사람들은 보험 적용을 받지 못하는 이 치료 비용
을 지급하느라 쉽사리 빚 수렁에 빠져들게 됩니다. 병을 앓아 일
할 수 없거나 직장을 잃게 되는 경우 더욱 처참하게 빚더미에 앉
게 됩니다. 실제로 미국에서 주택 압류 중 절반은 의료 부채의 결
과입니다.[11]

환자들에게 스트레스를 야기하는 주된 요인은 암 치료, 입원,
약품 구입, 원거리 암센터 통원, 가족들이 묵을 호텔 경비 및 휴
직으로 인한 재정적 압박입니다. 학자들은 스트레스가 암 전이를
촉진한다는 사실을 발견했습니다.[12] 단순히 비용 절감의 수단으
로 당근 치료를 권하고 싶지는 않습니다만 당근을 더 많이 쓰고
항암을 더 적게 하면 스트레스가 훨씬 줄어들 것이 분명합니다.

미국의 일간지인 《유에스에이 투데이USA Today》는 〈베이비
부머 세대, 암 치료의 위기에 직면하다Boomers Face Crisis in Cancer Care〉
라는 2013년 9월호 기사에서 2012년에 미국 식품의약청의 승인
을 받은 13종의 암 치료법 중 한 가지만 평균 6개월 이상의 수명

을 연장해 주는 것으로 입증되었다는 점에 주목합니다.[13] 그 약품들은 모두 한 달에 5,900달러 이상의 비용이 듭니다.

종양 전문의와 상담할 때 제안된 의약품에 대한 본인 부담 비용이 어떻게 되는지 물어보고, 치료 비용이 당신에게는 매우 중요하며 병원 선택 시 주요한 고려 사항임을 설명하세요. 당신은 불필요하거나 가치가 의심스러운 치료로 인해 빚에 눌리는 걸 원치 않는다는 점을 처음부터 의사에게 알리세요.

인터넷에서 겨우살이를 사든, 자연 요법사에게 진료를 받든, 종양 전문의를 선택하든, 비용에 대해서 완전히 알아보세요. 당신의 종양 전문의는 당신에게 비싼 약품을 처방한들 별 해가 되지 않을 거로 생각할 겁니다. 어쨌든 청구서를 받는 건 당신이 아니라 당신의 보험 회사니까요. 하지만 당신이 보험 적용이 되지 않는 부분을 감당할 수 없고 권장된 치료가 당신의 분수에 넘친다는 것을 의사에게 설명하면 좀 더 저렴한 대안을 찾아 줄 것입니다.

항암화학요법으로 암을 치료할 수 없는 경우

2013년 미국임상종양학회American Society of Clinical Oncology 심포지엄에서 한 발표자는 "단지 증상 완화만을 목적으로 항암을 받는 환자는 항암과 관련해 입원의 위험이 커 치료의 목표를 무너뜨리고 의료 비용을 증가시킵니다."라고 경고했습니다.[14]

고식적 항암이 엄청 비싼 값에 고통스럽게, 게다가 아주 짧게 당신의 수명을 연장할 수 있다면 그에 반해 당근 주스는 당신을 더 잘 치료해 줄 것입니다. 저축해 둔 돈이 있다면 당신이 항상 꿈꿔 온 멋진 여행을 위해 쓰거나 자녀 또는 손주들의 교육에 투자하세요.

왜 종양 전문의가 항암으로 암을 치료할 수 없다고 말하는 상황에서 환자들은 더 많은 항암화학요법을 선택하는 걸까요?

어쩌면 환자들이 그 소식을 받아들이기에는 정서적으로 너무 황폐해져서일지도 모르고, 아니면 의사가 환자들에게 충분히 명확하게 말하지 않았기 때문일지도 모릅니다. 최근의 한 연구는 더 이상의 항암과 방사선이 그들의 암을 고칠 수 없다고 통보된 암 환자의 75%가 의사가 반대로 말했다고 생각한다는 것을 보여 주었습니다.[15]

방사선 및 항암으로 치료 불가능한 환자 대부분은 치료로 야기된 응급 상황으로 병원에 있는 것보다 집에서 가족들과 함께 여생을 보내길 원합니다.

2013년 10월 《유에스 뉴스U.S. News》의 기사 〈과도한 치료 vs 치료 중단, 전격 해부!Weighing Over-Treatment vs. Ending Treatment〉는 다음의 사실에 주목합니다.

매년 50만 명의 미국인이 암으로 사망하며 그들 중 너무도 많은 사람이 원치 않는 방식으로 죽습니다. 입원한 채, 중환자실에서, 사랑하는 사람들을 알아보지도 못하는 채로 말입니다.

호스피스 직원인 샌드라 앨런 내쉬Sandra Allen Nash는 이 기사에 대해 다음과 같이 말했습니다.

…저는 많은 사람이 이 치료 저 치료, 온갖 고통스러운 치료를 겪는 것을 보아왔습니다. 저는 종종 만약 환자들이 그러한 진단을 받지 않았다면 더 나은 삶의 질을 누리며 실상은 더 오래 살지 않았을까 의구심이 듭니다. 종양 전문의들은 치료할 수 없다는 것을 알면서도 치료를 멈추지 않으며, 또 치료 결과에 대한 진실을 알려 주거나 호스피스에 들어가서 평화롭고 편안하게 여생을 보내는 것에 대해 명쾌히 견해를 밝히는 경우가 거의 없다는 점이 우려스럽습니다.[16]

암 및 완화의학 전문가이자 《최선의 치료The Best Care Possible》의 저자인 아이라 바이오크 박사Dr. Ira Byock는 미국 공영라디오National Public Radio와의 인터뷰에서 많은 의사가 환자에게 고통스러운 소식을 전하는 데 어려움을 겪고 있다고 했습니다.

임상의 사이의 공공연한 비밀은 저희는 환자들을 정말 염려한다는 것입니다. 바람직하지요……. 저희는 환자들과 가깝게 지내고요, 그리고 제 생각엔…… 소통이 잘되지는 않는 것 같습니다. 그건 잘못되었습니다. 좋은 관행이 아닙니다. …… 사실 저희는 사람들을 울리는 것을 싫어합니다. 우습게 들리겠지만 사실 저는 환자들에게 그들의 질병이 치료 불가능하다고 말하기를 꺼리는 좋은 임상의들, 그러니까 종양 전문의라든가 심장 전문의를 아주 많이 보아왔습니다.[17]

미국의 일부 지역에서는 많은 암 환자가 사망하기 일주일 전까지도 소용없는 치료를 받다가 병원의 중환자실에서 죽음을 맞게 됩니다.[18] 캐나다의 한 연구에서는 말기 암 환자의 거의 절반이 집에서 죽는 것을 선호한다고 했음에도 병원에서 사망한 것으로 나타났습니다.[19] 이러한 현상은 고식적 항암을 거절한 사람들보다 항암을 선택한 사람들에게서 두드러졌습니다.[20] 죽음을 피할 수 없다는 사실을 받아들이지 못하는 가족들이 놓아 주지 않아서 그렇게 되는 경우는 흔하고, 의사가 환자와 예후를 솔직하게 공유하지 않아서 그렇게 되는 경우 또한 빈번합니다.[21] 우리는 언젠가 줄을 놓아야 할 때가 누구에게나 온다는 것을 깨달아야 합니다.

당신이 암 환자인 경우 친구, 가족, 의사, 언론 매체 심지어 자기 자신으로부터도 압박을 받을 수 있습니다. 암의 위기를 관리하는 가장 좋은 방법은 결정을 내리기 전에 암에 대해 더 공부하고 생각할 시간을 갖는 것입니다. 두려움을 극복하는 방법을 아는 당신의 가장 깊은 자아, 즉 내면의 목소리를 들어 보고 결정하세요.

제12장 치유와 진전

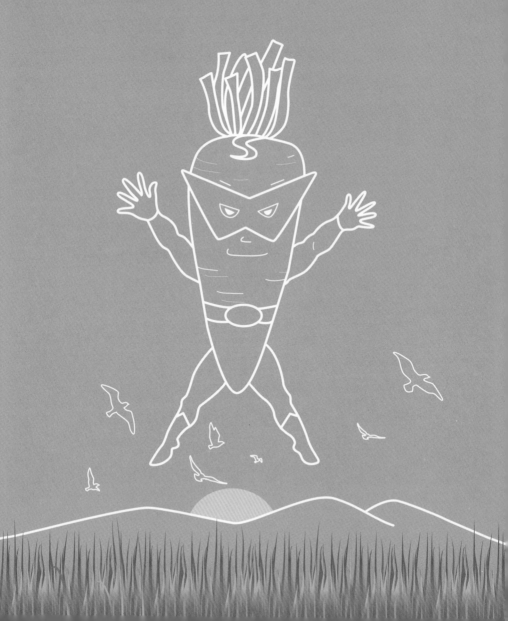

제 암 여행은 한마디로 이렇게 요약될 수 있을 것 같습니다. 정말 천만다행이다! 제 종양 전문의는 배려심이 많고, 암이 다루기 어렵고 다수가 진단 후 5주년을 맞이하지 못한다는 나쁜 소식을 전할 때도 솔직했습니다. 하지만 무엇이 저의 암을 유발했는지, 어떻게 예방할 수 있는지에 대해서는 전혀 언급하지 않았습니다. 그리고 좋은 소식도 하나도 알려 주지 않았습니다. 후성유전학 분야의 새로운 발견에 관해서 얘기해 주지 않았습니다. 그녀는 암이 전신에 걸쳐 세포 전달 체계의 오류로 나타나는 병이며 아마도 정상적인 세포 전달 체계가 복구되면 나을 수 있을지도 모른다는 것을 말해 주지 않았습니다. 제가 항암 대신 당근을 선택하고 암을 제거한 후에야 그녀는 여러 자연 치료 요법이 암을 공격하는 데 효과가 있다고 생각한다고 했습니다. 그러나 사전에 제 식단에 대해 조사하거나 개선하도록 제안하거나 하지는 않았습니다. 대다수의 종양 전문의가 후성유전학이나 당근, 루테올린, 펠캐리놀 및 다른 항암 식품에 관한 과학 연구에 대해 잘 모르는 것 같습니다. 하지만 저는 의사가 이러한 연구를 잘 알아야 하고 또 환자에게도 알려줘야 한다고 생각합니다. 자신들이 할 수 있는 일이 아니라는 변명은 익히 들어왔습니다. 종양 전문의로서 그들의 직업적 의무는 (얼마나 실망스럽든 상관없이) 통계에 의해 '입증된 치료'만을 권하는 것이라고요. 의사 면허가 취소되거나 또는 의사가 식단에 대해 언급한 것을 항암보다 당근을 선택하라는 말로 해석하고 결국 불만족하게 된 환자로부터 소송을 당하게 될 위험이 있다는 말도 많이 들었습니다.

20세기 초에 위스콘신 북부의 숲속에 있는 300명 규모의 마을에서 자랐던 저희 어머니는 유명한 이웃 사람인 탑 박사^{Dr. Top}에 대해 이야기해 주었습니다. 수천 명의 환자가 탑 박사가 집에서 만든 강장제를 구하러 탑 박사를 방문했는데 멀리 시카고에서 오기도 했습니다. 어머니는 '탑 박사'는 아마도 의학 박사는 아니었을 거라며 그의 강장제가 누군가에게 진짜 도움이 되었는지도 확실치 않다고 했습니다. 곧 새로운 세기를 맞이하여 탑 박사와 같이 무면허에 아무 규제도 받지 않으며 제대로 교육도 받지 않았을 가능성이 큰 치료사로부터 사람들을 보호하기 위해 '의료 표준'과 엄격한 의료 면허 제도가 미국 전역에서 발달하였습니다.

나라 전역의 '탑 박사'를 제거한 것은 경쟁으로부터 의료 조합을 보호하는 효과를 가져오기도 했습니다. 시간이 흐르면서 의료 전공이 서로 뚜렷이 구분된 경직된 체계를 확립하게 되어 '입증된 치료'에서 벗어나 자신의 분야에서 나와 다른 전문가의 구역으로 발을 뻗치는 데 대해 엄중한 처벌을 가하게 되었습니다. 옳은 것보다 잘못된 것이 드러나지 않는 것이 더 중요한 매우 값비싼 의료시스템 속에서 이제 우리 시민들이 값을 치르고 있습니다.

종양 전문의가 암 예방과 영양이 암에 미치는 영향에 대해 환자들에게 얘기해 줄 수 없다 치면 그 일을 하는 것은 당신과 저에게 달렸습니다.

암에 대해 당근을 전적으로 사용한다고 제가 들은 사람의 숫자는 적지만 그 성과는 주목할 만합니다.

저는 당근으로 전이된 대장암을 치료했고, 반면 랠프 콜은 편평상피세포암을 물리쳤습니다. 폐, 뇌, 식도, 유방, 전립선, 방광 및 골반에 생기는 암 역시 당근 주스 치료로 효과를 볼 수 있습니다. 아래는 당근 주스로 다른 암을 치료한 사람들에게서 받은 보고입니다(이해를 돕기 위해 철자와 문법을 표준법에 맞게 수정하였습니다).

식도암

사례 1

2014년 1월 마크의 편지

제 여자 친구가 최근에 목 림프절에 악성 종양이 재발했다는 진단을 받았습니다. 여자 친구는 2년 전에 수술과 방사선으로 그 종양을 제거했었습니다. 병원에서는 이번에도 똑같은 치료를 하기를 원했습니다. 여자 친구는 그 모든 치료 과정을 또다시 겪어야 한다는 생각에 매우 불안해했습니다. …… 몇 주 전부터 우리는 5파운드의 당근을 착즙하기 시작했고, 상담을 위해 외과 전문의를 만나러 가니 몇 주 전 초음파 검사에서 최근의 검사에 이르기까지 종양이 급격히 줄어들고 있다고 했습니다. 이 말을 전하게 되어 너무 기쁩니다.

2014년 2월 9일 업데이트

의사는 암이 남아 있는 흔적이 없기에 방사선이 필요하지 않을 거라고 했습니다. 우리는 둘 다 너무 기뻤습니다! 당근 주스에 대한 이 중요한 정보를 알려 주시고 도와주셔서 너무 감사합니다. 당신이나 랠프와 같이 배려심 많은 사람들 덕분에 우리는 다른 방법을 시도할 수 있었고 우리가 기대할 수 있었던 것 이상의 결과를 얻게 되었습니다. 우리들 또한 가능한 한 많은 사람에게 알리려고 노력하고 있습니다.

사례 2

마리아는 아마존에 이 책에 대해 리뷰를 남겼습니다.

약 한 달간 매일 5파운드의 당근을 착즙한 뒤 목에 있던 림프절암이 나았습니다. 처음 진단받았을 때는 수술과 방사선 치료, 아마도 항암까지도 받아야만 했습니다. 전부는 아니지만, 대부분의 의사는 기존의 전통적 치료 없이 암이 사라졌다는 것을 인정하지 못했고 저는 몇 달간 이런저런 검사에 시달려야 했습니다.

폐암

폐암 진단을 받았던, 로스앤젤레스에 사는 호세는 2013년 11월 1일 자신의 치유에 대해 보고했습니다.

제 종양은 거의 호두 한 알만 했습니다. 제가 기침이 너무 심해서 의사가 엑스레이를 찍었는데 폐에서 반점을 발견해서 알게 되었습니다. 의사는 CT를 찍게 했고 암일 수도 있다고 했습니다. 저는 그날 의사를 만나고 집으로 가는 길에 랠프 콜의 블로그 〈캔서이즈오버Cancer Is Over〉의 배너를 보게 되었습니다. 저는 랠프에게 전화를 했고 그는 저에게 착즙기를 주었습니다. 저는 2달 동안 착즙을 했고 착즙한 지 8~9주 후 의사가 엑스레이를 찍었을 때 제 폐의 종양(반점)이 사라지고 없었습니다. 의사는 제가 담배를 끊었기 때문에 반점(종양)이 사라졌다고 했습니다. 어느 쪽이든 저는 종양이 사라졌다니 기뻤습니다. 저는 의사에게 당근 주스를 마셨다고 했지만 역사나 의료 과학은 자연 요법을 신뢰하지 않기에 제 의사의 눈에는 제가 담배를 끊었기 때문으로 보였을 것입니다. 암 치료를 아예 시작하지 않아도 되어 기쁩니다. 저는 당근 주스가 제 종양을 제거했다고 믿습니다.

자궁암 및 방광암

멜리사는 방사선 치료도 받긴 했지만, 당근 주스가 그녀의 암을 치료했다고 믿습니다. 그녀는 24살이었던 2012년에 자궁암을 진단받았습니다. 그녀는 항암을 거부하고 2013년 11월까지 다양한 자연 치료를 시도했습니다. 그녀는 2014년 1월 암이 방광에까지 퍼진 것을 알게 되었습니다. 2014년 6월 한 달간 방사선 치료를 받았고, 이는 통증 완화에 도움이 되었습니다. 7월부터 그녀는 매일 5파운드의 당근을 착즙하기 시작했습니다. 2014년 8월 19일에 찍은 CT에서는 암의 징후가 보이지 않았습니다.

저는 멜리사에게 당근 치료가 방사선 치료보다 치유에 더 기여했다고 믿는 이유가 무엇인지 물어보았습니다. 그녀는 이렇게 답장을 보내왔습니다.

제가 차도를 보인 데는 당근과 영양이 중요한 역할을 했다고 생각합니다. 당근 주스를 마시는 동안 상태가 좋아지기 시작했고 심지어 얼굴색도 장밋빛 분홍으로 변했거든요.

당근 주스로 인해 상태가 훨씬 더 좋아지고 이제는 더욱 명료하게 생각할 수 있어 저는 아직도 매일 5파운드의 당근을 착즙합니다.

전립선암

이 책에 대한 아마존 리뷰

저희 아버지는 마요 클리닉에서 항암이나 방사선을 하기에는 암이 너무 진행되었다고 했음에도 뼈에 전이된 4기 전립선암을 치료했습니다. 저희는 매일 2~3번 셀러리, 사과, 파슬리를 넣은 당근 주스를 드리기 시작했습니다. 식간에 단백질 분해 효소도 드시고 유산균, 우수한 품질의 멀티 비타민 미네랄 보충제, 비타민 D를 복용하며 설탕, 알코올 및 동물성 단백질을 멀리했습니다. 3개월 내의 추적 검사 결과 뼈 스캔에서는 아무 병변도 관찰되지 않았고 전립선 특이항원PSA 검사도 정상 수치로 나왔습니다. 당근 주스를 이전만큼 자주 마시지 않고 축산물을 다시 먹기 시작했지만, 암이 다시 재발하지 않았습니다. 아버지는 15년이 흐르고 여전히 암이 없었지만, 폐섬유증으로 인한 합병증으로 돌아가셨습니다.

교모세포종 뇌종양

2013년 5월 13일, 뉴저지에 사는 72살의 알렉스는 치료 불가한 뇌종양인 교모세포종을 진단받았습니다. 전반적으로 이러한 종류의 암 환자의 1년, 5년 및 10년 생존율은 각각 33.67%, 4.46%, 2.7%로 원발성 뇌암 및 중추신경계 암 중에서 가장 치명적인[1] 형태입니다. 진단 후 얼마 지나지 않아 알렉스는 수술을 받았습니다. 몇 달 후, 원래 있던 암이 제거된 지점 위쪽에 새로운 암이 다시 생겨났습니다. 알렉스는 방사선과 항암을 모두 받았지만 의사들은 희망을 품지 않았고, 그가 몇 달 내로 죽을 거라고 했습니다. 무엇을 해야 할지 몰라 그는 아내와 함께 유럽의 성지로 영적 수행을 떠났습니다. 수행을 온 다른 여성이 암 치료에 당근을 사용하는 것을 알려 주었습니다. 집에 돌아와 2014년 5월 16일부터 알렉스의 아내는 매일 5파운드의 당근, 사과 4개와 셀러리 한 줄기, 포도 한 줌을 착즙해 약 5컵의 주스를 준비해 주었습니다. 그는 식단에서 붉은 육류와 모든 유제품을 제외했습니다.

그의 아내는 다음과 같이 보고했습니다.

2014년 7월 22일, MRI 결과 악성 종양이 성장을 멈추었을 뿐 아니라 2mm까지 줄었습니다. 의사는 교모세포종은 치료 방법이 없다고 생각했기에 매우 놀랐습니다. 우리는 암세포를 멈추게 할 수 있다는 것을 증명했습니다. 의사는 기적이라고 했습니다. "당신이 하던 것을 그냥 계속하세요."라고 의사는 말했습니다. 그래서 우리는 당근 주스를 포함한 식단을 계속했습니다.

알렉스는 2014년 11월 1일에 새로 MRI를 찍었습니다. 이틀 후 결과를 보러 간 면담에서 종양 전문의는 "MRI를 주의 깊게 살펴본 결과 당신은 암에서 해방되었습니다."라고 알렉스에게 선포했습니다. 우리가 얼마나 기뻤는지, 얼마나 근사한 기분이었는지 상상할 수 없을 거예요!

유방암

코넷티컷 주의 뉴케이넌에 사는 도리스는 1972년 37세의 나이로 말기 유방암 진단을 받았습니다. 방사선과 유방 및 자궁 근치절제술을 받은 후 체중이 135파운드$^{61\,kg}$에서 80파운드$^{36\,kg}$로 줄었습니다. 그녀는 너무 약해져서 걷거나 말할 수 없었고 사랑하는 사람들을 알아보지도 못했습니다. 먹지도 않았고, 소변을 볼 수도 없었고, 커피와 진통제를 요구하기만 했습니다. 그녀의 가족이 그녀의 장례식을 준비할 때, 그녀의 남편은 암치료요법 발전재단Foundation for Advancement in Cancer Therapy에 의해 개발된 자연 치유요법을 배웠습니다.

남편이 제게 빨대가 꽂힌 당근 주스가 가득 찬 작은 주스 잔을 건네며 마시게 했습니다. …… 주스를 마신 지 한 달 후 저는 주위를 잘 알아볼 수 있게 되었습니다. 눈이 좋아졌지요. 또 일주일에 I파운드씩 살이 찌고 있었습니다. 한 달 만에 수면제, 신경안정제, 진통제에서 벗어나 당근 주스로 갈아탔습니다.… 제 몸이 일상적인 생활을 할 수 있게 되기까지는 2년이 걸렸지만, 오늘 제가 여기 있게 된 것은 해독과 식단 덕분입니다(2010년 2월 18일 뉴케이넌 뉴스에 보도됨).

직장암

2014년 상반기 몇 달 동안, 레나는 의사가 항암으로 치료할 수 없다고 한 남편 나이젤의 직장암에 관해 호주에서 편지를 보내왔습니다.

1월 2일 나이젤은 PET 검사로 국소 림프절과 왼쪽 흉골에 전이가 있는 직장암을 진단받았습니다. 우리는 그 암이 4기라고 들었습니다(예후: 이러한 병기를 가진 암 환자의 92%가 1년 내로 사망하고 8%만이 2년 생존을 달성합니다). 자신들이 할 수 있는 건 6사이클의 항암을 하는 고식적 치료밖에 없다고 의사는 말했습니다. 만약 종양이 줄어들면, 수술로 제거할 예정이었습니다.

1월 둘째 주부터 우리는 매우 건전한 식단과 당근 주스를 시작했습니다. 나이젤은 그때부터 2014년 6월까지 매일 5파운드의 당근을 착즙해 주스를 마셨습니다. 항암을 시작하라는 가족들의 압력에, 권유받은 6사이클 중 첫 2주 항암 사이클만 마쳤습니다. 두 번째 사이클 초반에 심장 및 가슴 통증을 얻은 후, 그는 항암을 그만두기로 했습니다. 그는 육체적으로 고통을 당하고 싶지는 않았습니다.

2014년 5월 3일

새로 찍은 MRI에서는 암의 징후가 발견되지 않았습니다. 우리는 방사선 종양의와 상담했습니다. 얼마나 암울한 날이었는지 말도 마세요. MRI에서 아무것도 발견되지 않았지만, 암이 다시 발병할 것이라고 하며 PET 검사를 요구했고 PET 스캔에서 아무것도 발견되지 않더라도 추적 불가한 숨어 있는 암세포들이 있을 것이므로 항암과 방사선을 해야 한다고 했습니다. 저는 수술로 암을 제거할 수는 없는지 물었습니다. "그렇게 하는 건 치료하는 게 아닙니다."라고 의사가 말했습니다.

저는 "그럼, 선생님 말씀대로 해서, 6개월간 고용량의 방사선과 항암을 하면 혹시 암이 다시 재발할 수도 있나요?"라고 물어보았습니다. 그는 모른다고, 그럴 수도 있다고 대답했습니다. 저는 나이젤을 쳐다보았습니다. 그는 여느 때처럼 건강해 보였고, 고통도 없었고, 아무렇지도 않았고, 단지 얼굴색만 오렌지빛이었습니다. 방사선 종양의에게 당근 주스 치료 얘기를 꺼내니 그는 그냥 묵살해 버렸습니다. 암이 생긴 원인이 뭔지 물어보니 그는 모른다고 했습니다. 원인도 모르는데 어떻게 치료를 할 수 있겠습니까?

그는 심지어 나이젤이 받았던 항암은 암을 제거하지 않는다며 암의 성장과 확산을 멈추게 하기 위한 것이었다고 했습니다. 그래서 저는 "종양이 줄어든 게 신기하지 않나요? 보이지 않으세요?"라고 했지만, 그는 다시 묵살했습니다. 아이고 참!!

제가 이 글을 쓰는 지금 나이젤은 당근 주스를 마시고 있네요. 저는 제가 아는 모든 사람에게 암이 있든 없든 갓 짠 신선한 당근 주스를 마시라고 합니다. 저희 어머니와 제 여동생도 당근 주스를 마시기 시작했습니다. 저희 제부도 마찬가지고요. 종양이 축소되고 림프절이 회복된 것은 정말 좋은 결과였습니다. 매일매일 남편은 컨디션이 좋습니다. 제 추측으로는 좋은 세포를 최상의 상태로 유지하면 나쁜 세포와 싸울 수 있는 것 같습니다.

5월 8일

제 남편은 오늘 PET 스캔 검사를, 그것도 두 번이나 받았어요. 과연 결과가 어떻게 나왔을까요? 아무것도 발견되지 않았습니다! 방사선 종양의는 깜짝 놀라 어리벙벙했습니다. 원발 종양은 보이지 않았고 원격 및 국소 림프절로 전이된 부분도 깨끗했습니다. PET 스캔에 이어 외과 전문의는 나이젤에게 대장내시경 검사를 시행

했습니다.

나이젤의 직장에서는 암을 발견할 수 없었습니다. 대장내시경 검사 후 외과 전문의는 대기실로 걸어 들어와 우리에게 "이건 정말 기적입니다."라고 했습니다.

정말 감격스럽습니다. 항암은 단 한 차례만 했고 당근 주스만 줄곧 마셨는데, 당근 주스가 효과가 있었습니다. 남편은 여전히 매일 당근을 착즙합니다.

*   *   *   *

　저 자신의 '기적' 같은 이야기를 듣자마자 의사인 친구 둘은 제가 마음의 힘으로 치료받은 것이라는 반응을 보였습니다. 하지만 저는 '마음의 힘' 이상의 것이 일하고 있다고 생각합니다. 당근이 암을 제거한 경우, 며칠 또는 몇 주 내로 좋아지고 8주 내지 4개월 안으로 치료되는 등 타이밍이 비슷합니다. 이 기간이 우연의 일치일 가능성은 거의 없습니다. 특히 더 희망적인 것은 랠프콜의 경험은 분명히 치유라 할 수 있다는 사실입니다. 그는 2006년에 종양을 없앴습니다. 8년의 세월이 흐르는 동안 그는 더는 암이 없었고 다시 당근을 착즙하지도 않았습니다. 제가 랠프처럼 완치되었다고 하기에는 너무 이르지만 그렇기를 바랍니다. 이 글을 쓰는 지금, 저는 2년 동안 암이 없었습니다.

　신체 신호의 많은 오류가 한꺼번에 복구되면, 건강한 세포는 불량 세포에 대한 경계를 재개하고 그것들을 제거합니다. 지금까지 당근 주스는 많은 종류의 암을 멈추게 했습니다. 종양이 너무 진행된 상태라면 어쩌면 당근이 암세포를 제거하는 속도가 종양이 증식하여 필수적인 신체 기능을 차단하는 속도를 따라가지 못할지도 모릅니다. 당근만 사용해서 2개월 안에 별다른 진전이 없는 암 환자는 필시 다른 접근법을 추가해야 할 것입니다.

우리 중 일부에게 당근이 빠르고 용이하게 작용한 것은 마치 올바른 열쇠가 자물쇠에 딱 들어맞듯이 어떤 자연 요법이 특정한 암에 꼭 맞을 거라는 상상을 불러일으킵니다. 하지만 열쇠가 자물쇠에 안 맞을 때가 있을지도 모르고, 그때는 당근 주스가 아무 작용도 하지 않을 것입니다.

그럼에도 불구하고 진행된 암인 경우, 종양 전문의가 방사선이나 항암으로 치료할 수 없다고 하면 그런 치료는 포기하고 당근을 써보기 시작하는 것이 더 나을 수도 있습니다. 당근 치료를 할 때는 중간에 흐지부지 끝내지 않는 것이 매우 중요합니다. 체중 160파운드70kg까지는 치료를 위해 매일 5파운드2.26kg의 당근이 필요하다는 것을 꼭 기억하세요. 체중이 더 나가는 사람의 경우에는 더 많은 당근이 필요합니다. 5파운드의 당근을 착즙했을 때 5컵1.2ℓ의 주스가 나와야 합니다.

당근 치료가 항암과 방사선을 더 효과적이게 한다는 것은 검증된 바 있습니다. 반면 항암과 방사선은 대개 식욕을 감소시키고 구역질을 유발해 많은 양의 주스를 마시는 것을 어렵게 합니다.

　만약 당신의 암이 매우 천천히 자라는 암이라면, 종양 전문의
가 항암이나 방사선을 고려하기 전에 4~6주간 시험 삼아 당근을
섭취한 후 검사를 시행하는 데 동의해 줄 수도 있을 것입니다. 이
렇게 했을 때의 장점은 당신의 암이 급속히 줄어들 경우 항암이
아니라 당근 덕택임을 알 수 있다는 것입니다. 또 다른 장점은 당
근이 효과가 있으면 당신은 항암과 방사선, 그리고 그에 따르는
고비용 부담과 합병증을 면하게 되리라는 것입니다. 단점은 당근
이 효과가 없으면 그동안 종양이 자랄 수 있고 기존 치료를 시작
하거나 다른 대체 자연 요법으로 전환함에 따라 치료가 지연될
수 있다는 것입니다. 이러한 다양한 가능성을 저울질하는 것은
다른 누가 대신해 줄 수 없고 당신만이 할 수 있습니다.

미래는?

암치료에 있어 영양 후성학의 미래는 두 가지로 그려 볼 수 있습니다. 하나는 대형 제약회사가 항상 성공적이지는 않지만 암 치료로는 얻을 수 없는 막대한 이익을 가져다주는 자신들의 기존 약품의 효과에 그저 안주하여 또 다시 30년간 자연 암 치료의 광범위한 사용을 지연시키는 것입니다.

다른 미래는 영양 후성유전학에 대한 대중의 지식이 그저 '증상에 차도'를 보이는 것이 아닌, 암 치료에 혁명을 일으켜 더 신속하고 고통도 없고 비용적으로도 모든 사람이 감당할 수 있는 진정한 치료에 대한 지속적인 발전을 요구하는 데까지 나아가는 것입니다.

암에 걸린 당사자인 우리가 자연 치료에 대해 스스로 공부하고 그러한 치료의 과학적 증거를 공유한다면, 그저 꿈만 같은 온화하면서도 효과적인 암 치료가 현실이 될 수 있습니다. 더 좋은 점은 우리가 당근과 다른 항암 식품을 식단에 포함하고 친구들에게도 그렇게 하도록 납득시킨다면 우리는 암이 발생하기도 전에 예방하고 고통스러운 결정에 직면할 필요도 없다는 것입니다.

도무지 갈피를 잡을 수 없는 암 모험에서 선택은 오로지 당신에게 달려 있습니다. 당근 치료가 당신의 암 여행에 있어 일부가 되면 당신이 좋아지는 데 분명 도움이 될 것이며 심지어 당신을 치료할지도 모릅니다. 어떤 방법을 선택하든 당신이 곧 암을 물리칠 수 있게 되기를 바랍니다. 만약 당근이 도움이 되었다면 좋은 소식 전해 주시기 바랍니다.

Notes

시작하며

1. Anand, Preetha et al. 2008. Cancer is a preventable disease that requires major lifestyle changes." Pharmaceutical Research 25.9 (2008): 2097–2116. PMC. Web. 14 June 2015.

2. Katz, David L. 2007. Fighting malnutrition among cancer patients. Medical News Today. July 19.

3. American Cancer Society. 2014. Cancer facts and figures 2014.

4. Cancer is a preventable disease that requires major lifestyle changes Pharmaceutical Research September 2008 P. Anand, B. Kunnumakara, B. Aggarwal 2008.

제1장 녹아 버린 숫자

1. Royal College of General Practitioners (UK). 2005. Lower gastrointestinal cancer. Referral guidelines for suspected cancer in adults and children. (NICE Clinical Guidelines, No. 27.) 11 Clinical Governance Research and Development Unit (CGRDU), Department of Health Sciences, University of Leicester. June.

2. Le DT, et al. 2015. Mismatch repair deficiency predicts response to pembrolizumab in several cancer types. Abstract LBA100. Presented at: ASCO Annual Meeting; May 29-June.

3. Survivorship A to Z. Chemotherapy: Coping with FOLFOX side effects. Accessed June 14, 2015.

제3장 빗나간 총알

1. York University. 2008. Big pharma spends more on advertising than research and development, study finds." ScienceDaily. January 7.

제4장 팰캐리놀과 루테올린

1. Sharma, Krishan Datt et al. 2012. "Chemical composition, functional properties and processing of carrot—a review." Journal of food science and technology 49.1 (2012): 22–32. PMC. Web. 14 June 2015.

2. Elizabeth Renter. 2013. "Secret weapon" in carrots reduces risk of cancerous 'full scale tumors' by 1/3. Natural Society Newsletter. May 16.

3. Purup, Stig, Larsen, Eric and. Christensen, Lars P. 2009. Differential effects of falcarinol and related aliphatic C17-polyacetylenes on intestinal cell proliferation. Journal of Agricultural and Food Chemistry 57.18 (2009): 8290–8296. PMC. September 23.

4. Norton, Kyle. 2011. Phytochemicals in foods – 13 health benefits of luteolin. Health Articles. December 31.

5. Miean KH1, Mohamed S. 2001. Flavonoid (myricetin, quercetin, kaempferol, luteolin, and apigenin) content of edible tropical plants. J Agric Food Chem. 49(6):3106-12. June.

6. Liu RH1. 2004. Potential synergy of phytochemicals in cancer prevention: mechanism of action. J Nutr. 134(12 Suppl):3479S-3485S. December.

제5장 당근 착즙하기

1. Differential Effects of Falcarinol and Related Aliphatic C17-Polyacetylenes on Intestinal Cell Proliferation J Agric Food Chem. 2009 Sep 23 Purup, Larsen, Christensen. 2009.

2. Durenberger, Caleb. 2014. Is too much betacarotene bad for you? Livestrong.com. February 2.

3. Yang, CS. Suh N, Kong, AN. 2012. Does vitamin E prevent or promote cancer? Cancer Prevention Research, 5(5):701-5. doi: 10.1158/1940-6207.CAPR-12-0045. May.

4. Chris Kresser. 2012. The little known (but crucial) difference between folate and folic acid. Let's Take Back Your Health. March 9.

제6장 세포 공동체 다스리기

1. Wigle, Dennis, and Igor Jurisica, Igor. 2007. Cancer as a system failure. Cancer Informatics 5 (2007): 10–18. Print.

2. Wilde, Monica. 2012 Plant nutrients and the genes that suppress the spread of cancer. Napiers the Herbalists. Sept. 26.

3. McKie, Robin. 2013. Why do identical twins end up having such different lives? The Guardian. June 2.

4. Sung, Bokyung et al. 2012. Cancer cell signaling pathways targeted by spice-derived nutraceuticals." Nutrition and cancer 64.2 (2012): 173–197.

5. 2013. Phytochemicals: the cancer fighters in the foods we eat. American Institute for Cancer Research. April 10.

6. Li, William. 2010. Can we eat to starve cancer? TED talk. February.

7. Venter, Craig. 2008. Genes have very little impact on life outcomes. India Today. March 31.

8. 2012. Structural biochemistry/cell signaling pathways/problems in signaling that cause cancer. Wikibooks. July 12.

9. Link A1, Balaguer F, Goel A. 2010. Cancer chemoprevention by dietary polyphenols: promising role for epigenetics. Biochem Pharmacol. 80(12):1771-92. doi: 10.1016/j.bcp.2010.06.036. December 15.

10. Rakoff-Nahoum, Seth. 2006. Why cancer and Inflammation? The Yale Journal of Biology and Medicine 79.3-4 (2006): 123–130. December.

제7장 아포토시스와 네크로시스

1. Geever, John. 2012. Tumor lysis syndrome common in some cancers. MedPage Today. Dec. 11.

2. 2000. Favourable and unfavourable effects on long-term survival of radiotherapy for early breast cancer: an overview of the randomised trials. Early Breast Cancer Trialists' Collaborative Group. Lancet. 355(9217):1757-70.. May 20.

3. 2006. Common cancer treatments toxic to healthy brain cells. Rochester scientists isolate source of 'chemo brain.' University of Rochester Medical Center Newsroom. Nov. 30.

4. Sherry Baker. 2010. Cancer cells killed by chemotherapy may cause cancer to spread. Natural News. June 22.

5. Byrne, Michael. 2014. Zombie Cancer Cells Are a Problem. Motherboard. April 6.

제8장 항암제의 위험성

1. Audrey, Suzanne et al. 2008. What oncologists tell patients about survival benefits of palliative chemotherapy and implications for informed consent: qualitative study." BM: British Medical Journal 337 (2008): a752. July 31.

2. Boseley, Sarah. 2008. Questions raised over chemotherapy for late-stage cancer. The Guardian. November 12.

3. Chen, Pauline W. 2012. Poor pain control for cancer patients. New York Times. Sept. 20.

4. Ji, Sayer. 2012. Chemo and radiation can make cancer more malignant. Green Med Info. July 31.

5. Cancer multidrug resistance. 2000. Nature Biotechnology 18, IT18 - IT20.

6. Foote, MaryAnn. 1998. The importance of planned dose of chemotherapy on time: do we need to change our clinical practice? The Oncologist. vol. 3 no. 5 365-368. October.

7. Begg, Colin B. and Schrag, Deborah. 2002. Attribution of deaths following cancer treatment. Journal of the National Cancer Institute. 94 (14): 1044-1045.

8. Angell, Marcia. 2004. The Truth About the Drug Companies: How They Deceive Us and What to Do About It, New York: Random House. p. 95.

9. Angell, Marcia. 2009. Drug companies and doctors: a story of corruption. New York Review of Books. January 15.

제9장 당근은 위대한 해방자

1. Kolata, Gina and Pollack, Andrew. 2008. Costly cancer drug offers hope but also a dilemma. New York Times. July 6.

2. Goodman, Brenda. 2011. Cancer drug Avastin linked to death risk. Web MD. News Archive. February 1.

3. Harvard Heart Letter. 2012. Cancer treatments may harm the heart. Doctors strive to prevent the cure for one disease from causing another. August 1.

4. Bagli E1, Stefaniotou M, Morbidelli L, Ziche M, Psillas K, Murphy C, Fotsis T. 2004. Luteolin inhibits vascular endothelial growth factor-induced angiogenesis; inhibition of endothelial cell survival and proliferation by targeting phosphatidylinositol 3'-kinase activity. Cancer Research. November 1.

5. Gonzalez-Angulo, A.M., Morales-Vasquez, F., Hortobagyi, G.M. 2007. Overview of resistance to systemic therapy in patients with breast cancer. Advances in Experimental Medicine and Biology 608:1-22.

6. McEwen, Bruce S. 2003. Estrogen effects on the brain: much more than sex. Karger Gazette No. 66. 608:1-22.

7. Eberling, J.L., Wu, C., Tong-Turnbeaugh, R., Jagust, W.J. 2004. Estrogen- and tamoxifen-associated effects on brain structure and function. Neuroimage 21(1):364-71. January.

8. Gordon, Serena. 2013. Tamoxifen's mental side effects are real: study. Wed MD News Archive. September 17.

9. 2009. Long-term tamoxifen use increases risk of an aggressive, hard to treat type of second breast cancer. Science Daily. August.10.

10. Zivian, Marilyn T. and Salgado. Brenda. 2008. Side effects revisited: women's experiences with aromatase inhibitors. Breast Cancer Action. June.SIDE EFFECTS.

11. 2012. Vegetable pigment luteolin suppresses estrogen production. Foodforbreastcancer.com. August 5.

제10장 수익 창출의 퍼즐

1. Oncologist Salary. Health Care Salaries. http://www.healthcare-salaries.com/physicians/oncologist-salary.

2. Gatesman, Mandy L. and Smith, Thomas J. 2011. The shortage of essential chemotherapy drugs in the United States. N Engl J Med 2011; 365:1653-1655. November 3: 10.1056/NEJMp1109772

3. E. Haavi Morreim, E. Haavi. Prescribing Under the Influence. Markkula Center for Applied Ethics, Santa Clara University.

4. Lee, John R, Zava, David and Hopkins, Virginia. 2002. "The history and politics of the breast cancer industry; Why we just can't seem to prevent or cure breast cancer." In How hormone balance can help save your life, New York, Warner Books.

제11장 결정하기

1. http://www.polst.org/

2. http://theconversationproject.org/

3. Julie Creswell and Reed Abelson. 2014. Hospital Chain Said to Scheme to Inflate Bills. nytimes.com. January 23.

4. 2007. Fighting malnutrition among cancer patients. Medical News Today. July 19.

5. King, N.B. and Fraser, V. 2013. Untreated pain, narcotics regulation, and global health ideologies. PLoS Med. April 2.

6. Welch, H. Gilbert, Albertson, Peter C., Nease, Robert F., Bubolz, Thomas A., and Wasson, John H. 1996. Estimating treatment benefits for the elderly: the effect of competing risks. Annals of Internal Medicine Vol 123 No. 6. March 15.

7. 2013. Death by for-profit health care. Strike Debt! March 26.

8. Rauch, Jonathan. 2013. How not to die: Angelo Volandes's low-tech, high-empathy plan to revolutionize end-of-life care. The Atlantic. May 2013.

9. 2012. Dr. Otis Brawley: 'The system really is not failing ... Failure Is The System'. Kaiser Health News. May 1.

10. Arnst, Catherine. 2009. Study Links Medical Costs and Personal Bankruptcy. Business Week. June 4.

11. Robertson, Christopher T., Egelhof, Richard, and Hoke, Michael. 2008. Get sick, get out: the medical causes of home foreclosures. Health Matrix 18 (2008): 65-105.

12. Paddock, Catharine. 2013. Stress fuels cancer spread by triggering master gene. Medical News Today. August 27.

13. Neergaard, Lauran. 2013. Report: boomers face crisis in cancer care. USA Today. September 10.

14. 2013. Chemotherapy-Related Hospitalizations Common in Palliative Care. American Society of Clinical Oncology. November 1.

15. Span, Paula. 2012. End-of-life care: Misunderstanding chemo. New York Times. November 12.

16. Brink, Susan. 2013. Weighing over-treatment vs. ending treatment: When it comes to cancer, do last-ditch treatment efforts do more harm than good? U.S. News and World Report Health. October 11.

17. NPR Staff. 2012. 'Best care': we make death harder than it has to be. National Public Radio Interview. March 26.

18. Brink, Susan. 2013. Weighing Over-Treatment vs. Ending Treatment. usnews. com.: October 11.

19. CTV. 2013. Many terminal cancer patients want more end-of-life options: study. CTV News. May 1.

20. 2014. Study shows more hospital deaths and invasive care for dying cancer patients who receive chemotherapy. Dana Farber Cancer Institute. March 4.

21. Harrington, Sarah Elizabeth and Smith, Thomas J. 2011. The role of chemotherapy at the end of life: When Is enough, enough? Journal of the American Medical Association. June 11.

제12장 치유와 진전

1. Tocagen Brain Cancer Statistics. www.tocagen.com/programs/brain-cancer-statistics/

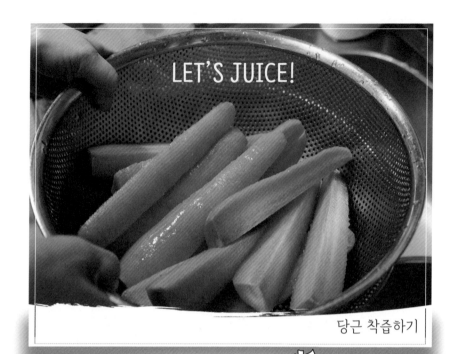

LET'S JUICE!

당근 착즙하기

먼저, 착즙기를 마련하세요.

착즙기를 살 때는 제품마다 장단점이
있으므로 리뷰를 꼼꼼히 살펴보고 사세요.
당근 치료를 위해서는 최소 몇 개월 이상
매일 기계를 사용해야 하므로 튼튼하고
안전한 제품을 골라야 합니다. 당근은 일반
과일보다 딱딱하며 상당한 양의 당근
주스를 만들어야 한다는 점을 고려하세요.
같은 양의 당근을 사용하더라도 기계에
따라 착즙량이 다르고 착즙 후 나오는
펄프(섬유질 및 찌꺼기)의 양도 다릅니다.
2.26Kg의 당근을 착즙해 1.2ℓ의 당근
주스를 만들어야 하므로 착즙량이 적다면
더 많은 당근이 필요할 수도 있습니다.

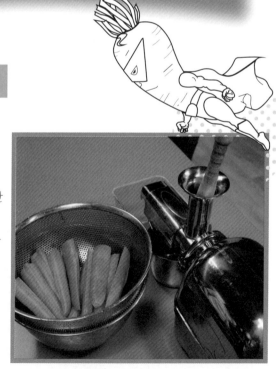

당근을 준비하세요.

당근 크기에 따라 필요한 양이 다른데 몇 번 착즙을 해 보면 크기에 따라 얼마나 필요할지 대략 감이 옵니다. 당근 치료를 고려한다면 매일매일 꽤 많은 양의 당근이 필요하므로 가까운 야채 가게에 부탁하여 싱싱한 당근을 대량으로 살 수도 있습니다. 또한 여름에는 날씨가 더워 당근이 빨리 상하므로 냉장 보관하시는 걸 추천해 드려요. 2년 넘게 당근을 착즙하며 다양한 지역의 당근을 맛보았는데요, 지역별로 당근 맛이 약간씩 다르니 입맛대로 골라 드시면 되겠습니다.

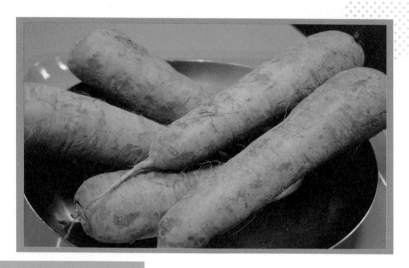

당근을 가볍게 씻어 주세요.

당근을 세척할 때는 수세미나 솔을 이용하거나 또는 양파망이나 포일을 뭉쳐서 가볍게 세척합니다.
어떤 방법이든 본인이 편리한 대로 하시면 됩니다.
다만 껍질을 벗겨 내서는 안 된다는 거 이제 다 아시죠?

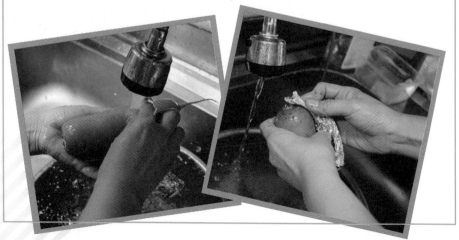

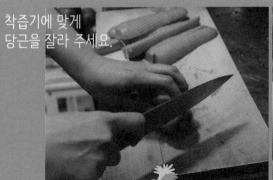

착즙기에 맞게
당근을 잘라 주세요.

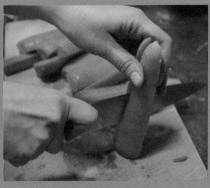

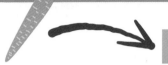

이제 당근 주스를 만들어 볼까요~

착즙기에 당근을 넣고 주스를 만들어 줍니다.
즙을 내긴 했어도 약간의 미세한 건더기가 느껴지는데
이물감이 싫으시다면 체에 한 번 거르면 목 넘김이 부드러운 주스가 됩니다.
주스표면의 거품은 산화방지에 도움이 된다는 의견도 있으니 굳이 걷어내실 필요는 없습니다.

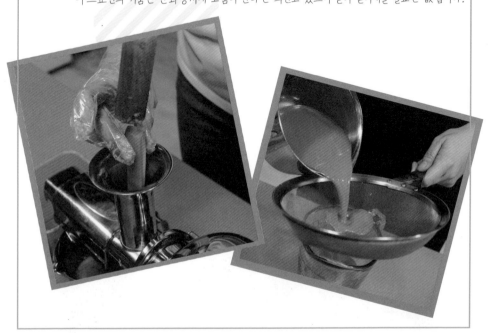

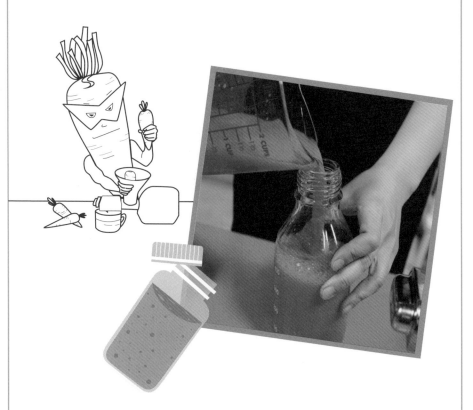

주스를 만들고 남은 펄프는 한 번 더 주스를 추출할 수 있습니다. 재착즙까지 마친 펄프는
베이킹에 활용하셔도 되고, 쨈이나 전을 만들어 드셔도 됩니다. 또는 개밥이나 퇴비로 활용하실 수도
있습니다.

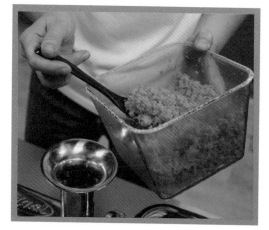

드디어 때깔 좋고 맛도 좋은 당근 주스 완성!!

당근을 착즙하자마자 유리병에 넣고 뚜껑을 닫아 냉장고에 보관하세요. 눈금 표시가 되어 있는 병을 사용하시면 양을 가늠할 수 있어 더 편리합니다. 이제 하루에 걸쳐 흡수가 더 잘 되는 공복에 나눠 마시면 됩니다. 외출 시에는 보랭병이나 얼음과 함께 소형 아이스박스에 넣어 가시면 됩니다.

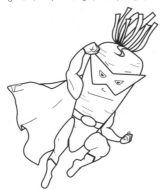

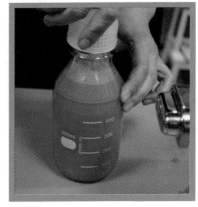

이제 남은 일은 ⋯⋯ 착즙기 세척하기!

아마도 당근 주스 만들 때 제일 귀찮은 일이 아닐까 싶네요, 하하.

착즙기를 분해해서 흐르는 물에 솔로 씻어줍니다(자세한 세척 방법은 착즙기 회사에서 제공하는 사용 설명서를 참고하세요).

또한 착즙기를 장기간 사용하다 보면 기계에 붉게 당근 물이 드는데 베이킹소다, 식초, 과탄산소다 및 구연산을 활용하여 정기적으로 세척하면 어느 정도 지워집니다. 기계의 소재에 따라 다를 수 있으니 착즙기 제조사에 문의 후 이용하시기 바랍니다.

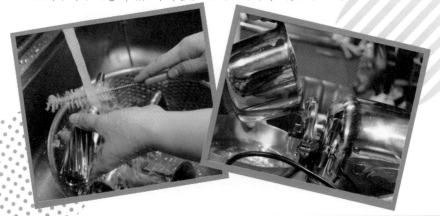

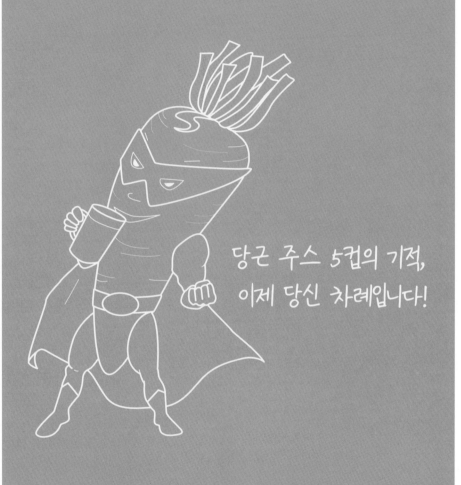

당근 주스 5컵의 기적,
이제 당신 차례입니다!

슈퍼당근 암을 죽였다!

초판 1쇄 발행	2020년 6월 1일
2판 1쇄 발행	2024년 2월 15일
2판 2쇄 발행	2024년 10월 10일

지은이	앤 카메론
옮긴이	이윤정 🔲 jada5527
펴낸이	백순희
일러스트	류보림 🔲 ariel_5527
북디자인	김미기 🔲 migi5527

펴낸곳	도서출판 루홀
출판등록	2002년 12월 5일 제 25100-2002-000002호
주소	42802 대구 달서구 송현로7길 10
전자우편	louholbooks@gmail.com
전화번호	010-7244-5527
인스타그램	www.instagram.com/louholbooks
페이스북	www.facebook.com/louholbooks

ISBN	978-89-959870-5-6

이 도서의 국립중앙도서관 출판예정도서목록(CIP)은 서지정보유통지원시스템 홈페이지 (http://seoji.nl.go.kr)와 국가자료종합목록 구축시스템(http://kolis-net.nl.go.kr)에서 이용하실 수 있습니다. (CIP제어번호 : CIP2020021248)